Friederike Kolster

Therapieziele in der Neurologie

Unterricht – Konzeption – Anwendung

Neue Reihe Ergotherapie

Herausgeber:
Deutscher Verband der Ergotherapeuten e.V.

Reihe 10: Fachbereich Neurologie
Band 6

Zur Autorin

Friederike Kolster arbeitet zurzeit freiberuflich als Dozentin in der Aus- und Fortbildung und als ambulante Ergotherapeutin. Nach ihrer Ausbildung zur Ergotherapeutin 1986 war sie in verschiedenen Einrichtungen der Pädiatrie und Neurologie tätig, zuletzt als Lehrkraft einer Ergotherapieschule in Berlin. Von 1996 - 1999 absolvierte sie nebenberuflich ihre Weiterbildung zur Lehrtherapeutin (DVE-zert.). Seit 1991 ist sie als Dozentin für Fortbildungen im Fachbereich Neurologie tätig.

Friederike Kolster

Therapieziele in der Neurologie

Unterricht – Konzeption – Anwendung

Schulz-Kirchner Verlag

Idstein 2001

Die Deutsche Bibliothek - CIP-Einheitsaufnahme

Ein Titeldatensatz für diese Publikation ist bei
Der Deutschen Bibliothek erhältlich.

Besuchen Sie uns im Internet: www.forum-ergotherapie.de

1. Auflage 2001
ISBN 3-8248-0416-6

Umschlagentwurf: Wipper & Partner GmbH, Karlsruhe
Lektorat: Beate Kubny-Lüke
Druck und Bindung: Books on Demand, www.bod.de
Printed in Germany

**„Je klarer man sich ausdrückt,
desto gefährlicher werden die Worte."**
May Saton

Ich danke allen, die mich bei der Entwicklung des Konzeptes, beim Schreiben dieser Arbeit und beim Weiterentwickeln der Arbeitsergebnisse unterstützt und angeregt haben - Kolleginnen, Freundinnen, Schülerinnen und Fortbildungsteilnehmerinnen, den Dozentinnen und Dozenten der pädagogischen Weiterbildung und nicht zuletzt meiner Freundin Sonja Bernartz.

Inhalt

Vorwort

Einführung in die Thematik oder: Der Grund, diese Arbeit zu schreiben

Arbeitsgruppe ... drei erfahrene Neurologie-Dozentinnen bei einem ihrer regelmäßigen Treffen. Thema diesmal: Vermittlung von Therapiezielen.
Alle sind sich einig: Vom gesamten neurologischen Unterricht ist dieses der Bereich, der am schwierigsten zu unterrichten ist. Auf welche Art und Weise es auch vermittelt wird - die Schülerinnen begreifen es so schwer!
Woran mag das liegen?
Die Anleiterinnen in der praktischen Ausbildung, auf die die drei Dozentinnen sonst bauen können, sind auch keine große Hilfe: Konkret formulierte Therapieziele sind eben etwas rein Schulisches, in der Praxis wird das kaum gemacht. Aber warum? Sind doch Therapieziele, so wissen die drei, eigentlich die Basis jeder effektiven, erfolgreichen ergotherapeutischen Behandlung!
Das Problem liegt also anscheinend nicht nur in der Vermittlung im Unterricht, sondern auch im Thema selbst.
Lange diskutieren die drei über mögliche Ursachen. Legen sich die Ergotherapeutinnen eben nicht so gerne fest auf das, was sie tun wollen? Oder können sie es nicht? Schließlich gibt es in der Ergotherapie so viele mögliche Ziele und Behandlungsbereiche.
Und: Was sind überhaupt *ergotherapeutische* Ziele? Wenn für einen Patienten mit Hemiplegie ausschließlich motorisch-funktionelle und neuropsychologische Therapieziele formuliert werden - ist das noch ergotherapeutisch? Wo bleibt der Blick auf die Handlungsfähigkeit des Patienten? Reichen einige „ADL-Ziele“[1], um die Spezifik ergotherapeutischen Handelns deutlich zu machen?
Besonders schwer, sagen die drei, fällt den Schülerinnen die Einteilung in Richt-, Grob- und Fein-, Nah- und Fernziele. Und wenn das Formulieren gelingt, geht spätestens das Hierarchisieren schief.
Aber warum? Und: Wie ginge es anders?
Meine Neugier war geweckt, das Thema für die Abschlussarbeit der pädagogischen Weiterbildung gefunden.

1 ADL = activities of daily living / Aktivitäten des täglichen Lebens

Dieses war der Startpunkt für ein neues Konzept, dessen Entwicklung und Weiterentwicklung mich seitdem begleitet hat und noch weiterhin begleiten wird.
Das vorliegende Buch besteht aus zwei Teilen:

Teil A, „Erstellung und Vermittlung von Therapiezielen am Beispiel der neurologischen Ergotherapie“ umfasst die Abschlussarbeit der pädagogischen Weiterbildung zur Lehr-Ergotherapeutin vom DVE, die ich im März 1999 abgeschlossen habe.
Diese Arbeit beschäftigt sich mit drei Themenkomplexen.
Sie beginnt mit der Beschreibung der derzeitigen Situation, also der Relevanz von Therapiezielen einerseits und der Beschreibung der Probleme andererseits, die sowohl Ergotherapieschülerinnen als auch ausgebildete Ergotherapeutinnen mit der Erarbeitung, Formulierung und Auswahl von Therapiezielen haben. Durch eine genaue Analyse der Begrifflichkeiten wird versucht, die Ursachen dieser Probleme herauszufinden und zu beschreiben.
Anschließend wird ein neues Modell beschrieben, in welchem der Themenkomplex „Therapieziele“ ergotherapiespezifisch und patientenorientiert betrachtet und ein Konzept zur effektiven und handlungsbezogenen Therapiezielsetzung vorgestellt wird.
Der dritte Teil der Abschlussarbeit beschäftigt sich mit dem „Lerninhalt Therapieziele“. Ein Lernzielkatalog wird vorgeschlagen und mögliche Arbeitsweisen mit dem Konzept in der Ergotherapieausbildung und bei Fachfortbildungen an Beispielen vorgestellt und erläutert.

Teil B, „Diskussion und Analyse des handlungsorientierten Konzeptes zur Zielerstellung“ beschäftigt sich mit den Erfahrungen, die ich inzwischen mit der Anwendung des Konzeptes gesammelt habe, der Analyse dieses Prozesses sowie der daraus folgenden Weiterentwicklung des Konzeptes.
Das gemeinsame Literaturverzeichnis befindet sich am Ende dieses Teils.

Ich habe mich dafür entschieden, Teil A nahezu unverändert zu lassen.
Veränderungen des Konzeptes und weiterführende Gedanken haben in Teil B Raum. Hier wird der begonnene Prozess untersucht, um ihn sichtbar und verstehbar zu machen. Änderungen des Konzeptes und der Kopiervorlagen, die sich als Konsequenz ergeben haben, sind hier ebenso zu finden wie Aspekte der Diskussion.

Die Gliederung in die Teile A und B soll den Lesern und Leserinnen ermöglichen, den Prozess zu verfolgen, die Dynamik, die entstanden ist, nachzuvollziehen und eigene Gedanken hierzu zu entwickeln.
Die Weiterentwicklung des Umganges mit Therapiezielen in der Ergotherapie in Deutschland, vor allem im neurologischen Bereich, ist gerade in vollem Gange. Dieses ist in fachspezifischen Diskussionen deutlich spürbar und vor allem auf den immer stärker werdenden Einfluss der ergotherapeutischen Praxismodelle auf die Ergotherapie in Deutschland zurückzuführen.
Über Diskussionsbeiträge und Anregungen freue ich mich.

Aus Gründen der Lesbarkeit habe ich in diesem Buch nicht die mir inzwischen geläufige Form „TherapeutInnen“ und PatientInnen“ gewählt, sondern mich für jeweils eine Geschlechterform entschieden. So spreche ich von „Patienten“ und „Therapeutinnen, Schülerinnen, Fortbildungsteilnehmerinnen“.

Berlin, im Januar 2001

Friederike Kolster

Teil A
Erstellung und Vermittlung von Therapiezielen am Beispiel der Neurologischen Ergotherapie

1 Relevanz von Therapiezielen

1.1 Bedeutung klar definierter Zielsetzungen für effektive Therapie

Therapieziele bilden die Schnittstelle zwischen Befunderhebung und Behandlungsplanung und haben eine zentrale Bedeutung für die ergotherapeutische Behandlung (siehe auch Scheiber 1995, S. 117; Neue Reihe Ergotherapie, Reihe 5, Bd. 7, 1994, S. 62 f).

Die Ziele werden aus dem Befund und der daraus folgenden Befundbewertung entwickelt. Je besser dies gelingt, je patientenorientierter und gezielter die Therapieziele formuliert, hierarchisiert und selektiert werden, desto genauer können die Behandlungsinhalte und -methoden ausgewählt und die Therapie durchgeführt werden.

Durch sorgfältige Zielsetzung ist gesichert, dass die Therapie auf die Bedürfnisse des Patienten / der Patientin abgestimmt ist. Anderenfalls ist die Gefahr groß, dass Wesentliches nicht beachtet wird und schließlich die Therapiebemühungen von Patienten und Therapeutinnen nicht zu zufrieden stellendem Erfolg führen.

Nicht zuletzt sind Therapieziele ein Instrument der Qualitätssicherung. Sie „... bilden eine entscheidende Schnittstelle zwischen Prozeß- und Ergebnisqualität. Ihre operationale Formulierung ist dabei ein wichtiger Schritt auf dem Weg zu validen Messungen der Ergebnisqualität“. (Protz et al. 1998, S. 27).

Die Bedeutung von konkreter Zielsetzung nimmt in letzter Zeit noch zu: Die Verweildauer der Patienten in den Institutionen sinkt, aber trotz der kurzen Behandlungsdauer müssen zufrieden stellende, messbare Ergebnisse erreicht werden.

1.2 Bedeutung der Vermittlung klar definierter Therapiezielsetzungen in der Ergotherapieausbildung

Da die Therapieziele zentrale Bedeutung für eine erfolgreiche Behandlung haben, ist es unerlässlich, ihnen im Ausbildungsverlauf besondere Beachtung zu schenken. (siehe auch: Kap. 8, Der Lerninhalt „Therapieziele“- Vorschlag eines Lernzielkatalogs.)

Vier wichtige Gründe hierfür sind:

⇨ Ergotherapieschülerinnen können Behandlungsmethoden, -inhalte und -mittel erst dann eigenständig gezielt anwenden/einsetzen, wenn sie in der Lage sind, aus dem Befund die richtigen Ziele abzuleiten.

⇨ Operationalisierte Feinziele ermöglichen den Lernenden, das Ergebnis der Therapie zu prüfen. Er/sie muss lernen, Behandlungserfolge und -misserfolge zu erkennen und daraus Schlüsse für die nächste Therapieeinheit zu ziehen. Dies ist entscheidend für das Erlernen von Behandlungsmethoden.

⇨ Wegen der zunehmend kürzeren Behandlungsdauer muss der Prozess von der Befunderhebung über die Zielerstellung, Hierarchisierung, und Selektion bis zur Behandlungsplanung sehr schnell durchlaufen werden.
Je fundierter diese Inhalte in der Ausbildung behandelt werden, desto besser sind die Ergotherapieschülerinnen auf diese Anforderung vorbereitet.

⇨ Dokumentation und Evaluation sind im Rahmen der Qualitätssicherung zunehmend wichtige Bereiche. Wie oben beschrieben, spielen hierfür operationalisierte Therapieziele eine wesentliche Rolle (siehe auch Protz et al. 1998). Sicherheit im Umgang mit Therapiezielen ist also sowohl zum Lernen fachgerechter Dokumentation und Evaluation als auch für deren Anwendung in der späteren Berufstätigkeit Voraussetzung.

2 Beschreibung der derzeitigen Situation

2.1 Häufig auftretende Schwierigkeiten bei der Zielsetzung

Wie bereits oben beschrieben wurde, sind die Unsicherheiten von Ergotherapeutinnen und vor allem der Schülerinnen mit der Formulierung, Kategorisierung, Hierarchisierung und Selektion von Zielen groß.

Folgende Schwierigkeiten treten auf [1]:

⇨ *Inhaltliche Fehler:*

- Der Befund ist nicht vollständig oder falsch, oder die Befundbewertung ist unvollständig oder falsch, daher sind die Ziele nicht den Erfordernissen der Patientin/des Patienten angepasst.
- Aus dem Befund und der Befundbewertung werden nicht die richtigen Ziele für die Patienten erarbeitet.

⇨ *Fehlen einer spezifisch ergotherapeutischen Zielsetzung:*

- Es werden keine / zu wenig Ziele formuliert, die sich direkt auf eine veränderte Handlungsfähigkeit beziehen.
- Wird die veränderte Handlungsfähigkeit formuliert, wird sie wenig / nicht mit den anderen Zielbereichen verknüpft.

⇨ *Vermischung der Ebenen:*

- Elemente aus dem Befund oder Therapiemethoden werden mit der Zielformulierung vermischt.
- Tätigkeitsbeschreibungen werden als Feinziele formuliert.

⇨ *Formulierungsfehler:*

- Die Ziele werden nicht präzise formuliert, es wird kein gewünschtes Endverhalten angegeben.

⇨ *Kategorisierungsfehler:*

- Die Richt-, Grob- und Feinzielebenen, sowie Nah- und Fernzielebenen werden vermischt / unpräzise dargestellt.

---

1 Auswertung von Berichten von Schülerinnen der Wannseeschule e.V. im Fachbereich Neurologie / Orthopädie

⇨ *Hierarchisierungsfehler:*
- Richtig ermittelte Ziele werden nicht richtig hierarchisiert.
- Es wird nach unklaren, nicht nachvollziehbaren Kriterien hierarchisiert.

⇨ *Selektionsfehler:*
- Die Ziele werden nicht oder nicht nachvollziehbar selektiert.

Mit zunehmender Übung und Vertiefung des Themas im Ausbildungsverlauf werden die Schülerinnen im Umgang mit den Zielen sicherer. Die Auswahl der Ziele und das mündliche Benennen der Wichtigkeit gelingt oft gut. Trotzdem gibt es im Examen eine relativ hohe Fehlerquote. Diese ist meines Erachtens einerseits auf die Komplexität des Themas und andererseits auf die bisherigen Unklarheiten zurückzuführen. Auf beide Punkte werde ich im Folgenden ausführlich eingehen.

2.2 Therapieziele in der Literatur

In der deutschsprachigen ergotherapeutischen Fachliteratur, in Lehrbüchern, Fachbüchern und Curricula finden Therapieziele kaum Erwähnung.

In der alten Ausbildungs- und Prüfungsordnung (Dohm-Raps 1983, Anlage 1, S. 62 ff) werden Therapieziele als Unterrichtsinhalt nicht explizit erwähnt. Sie sind aber indirekt eingeschlossen in den Bereichen „-13. fachspezifische Behandlungstechniken...einschließlich dem Aufstellen von Behandlungsplänen“ und „-14. Sprache und Schrifttum ... 14.2 Schriftliche Berichterstattung und Dokumentation“, wenn man die Formulierung von Therapiezielen als grundlegend für die Aufstellung von Behandlungsplänen und Berichten ansieht.

In der neuen Ausbildungs- und Prüfungsverordnung von Juni 1999[2] werden bedauerlicherweise weder Therapieziele noch, wie bisher, das Aufstellen von Behandlungsplänen ausdrücklich erwähnt.

In der weiteren Literatur wird das Thema „ Erstellung und Hierarchisierung von Therapiezielen“ ausführlich ausschließlich von Scheiber behandelt, allerdings für die Ergotherapie in der Psychiatrie. (Scheiber 1995, S. 123 ff.; siehe auch unter 3.2 „Einteilung nach dem Grad der Konkretheit“ und 4.1 „Hierarchisierung“). Auf Selektion geht Scheiber nicht ein.

Erwähnt werden Therapieziele als Unterrichtsinhalt im Curriculum „psychosoziale Behandlungsverfahren“ (Neue Reihe Ergotherapie, Reihe 5, Bd. 7, S.107).

„Fachbezogene Therapieziele“ werden, wenn überhaupt beschrieben, den Krank-

2 im folgenden: APrüV

heiten bzw. Störungsbildern zugeordnet bzw. den Behandlungsverfahren vorangestellt, so z.B. bei Dangl (1992) und Presber/de Nève (1997).
Der Indikationskatalog Ergotherapie (1991) nimmt eine Sonderstellung ein, weil hier die krankheitsbildbezogenen Behandlungsziele einen großen Raum einnehmen. Bedauerlicherweise weisen diese Ziele sehr viele Ungenauigkeiten, Kategorisierungsfehler und Ebenenvermischungen auf und sind größtenteils nicht hierarchisiert.
Protz et al. (1998) beschreiben erstmals in der medizinischen Fachliteratur die Wichtigkeit von differenziert aufgeführten operationalen Therapiezielen (auf Richt- und Grobzielebene) und erstellen einen Katalog potenziell relevanter Therapieziele, unter anderem für die Neurologie.
Auf die zentrale Bedeutung von Therapiezielen als Schlüsselpunkt zwischen Befunderhebung und Behandlungsplanung weisen Scheiber (1995, S.117 f) und die Arbeitsgruppe ergotherapeutischer Schulen (Neue Reihe Ergotherapie, Reihe 5, Bd. 7, S. 62 f) hin.
Der Lerninhalt und das Lernziel „Behandlungsziele“ werden im Buch „Empfehlungen zur Durchführung der praktischen Ausbildung an Schulen für Beschäftigungs- und Arbeitstherapie“ aufgeführt, allerdings nicht weiter differenziert (Neue Reihe Ergotherapie, Reihe 5, Bd. 1).
Im neuen Lehrbuch „Ergotherapie in Lehre und Praxis“ (Scheepers et al., Thieme 1998) werden Therapieziele und ihre Erarbeitung spezifisch für die einzelnen Behandlungsverfahren dargestellt. In einem vorangestellten Kapitel betonen Habermann und Kolster die Wichtigkeit von Therapiezielen sowie die Notwendigkeit, diese patientenorientiert zu entwickeln. Ebenso wird darauf verwiesen, dass Ziele nicht festgeschrieben sein können, sondern im Therapieverlauf revidiert werden müssen.

2.3 Therapieziele im ergotherapeutischen Sprachgebrauch

Ergotherapeutinnen werden in aller Regel während der Ausbildung mit Therapiezielen vertraut gemacht und wenden sie patientenbezogen an, meist im Rahmen von Patientenberichten.
In der Berufstätigkeit werden Ziele kaum mehr schriftlich fixiert, spielen aber als -gedachte oder besprochene - Grundlage der Behandlungsplanung eine wesentliche Rolle. In Gesprächen mit Ergotherapeutinnen und Ergotherapieschülerinnen im

deutschsprachigen Raum in den letzten Jahren wurde mir deutlich, dass hierbei im ergotherapeutischen Sprachgebrauch unterschiedliche Begriffe, Einteilungen und Kategorisierungen benutzt werden.
Die durchweg gebräuchlichste Kategorisierung ist die in Richt-, Grob- und Feinziele, etwas seltener Nah- und Fernziele. Manchmal werden damit die Konkretisierungsebene und die Zeitebene beschrieben, von anderen werden diese Begriffe synonym benutzt. Von einigen werden die Ziele nach Fähigkeitsbereichen gegliedert.
Ein Begriff, der sich etabliert hat, ist das Rehabilitationsziel.
Im Folgenden stelle ich zu diesen Begriffen die Begriffsbestimmungen vor.[3]

3 Begriffsbestimmungen und übliche Kategorisierungen von Therapiezielen

3.1 Übergeordnetes Ziel

3.1.1 Rehabilitationsziel

Begriffsbestimmung: Das Rehabilitationsziel beschreibt, welches übergeordnete Ziel die behandelnde Institution für den Patienten anstrebt bzw. „umschreibt, was im Hinblick auf den Lebensbereich eines Patienten... erreicht werden soll." (Scheiber 1995, S. 123)
Es steht über allen anderen Zielen jedweder Kategorie.
Zum Teil wird das Rehabilitationsziel auch „Richtziel erster Ordnung" genannt
Beispiele:
- Entlassung nach Hause
- Rückkehr in den Beruf
- Integration in ein Wohnheim

3 Da es für einige Begriffe keine allgemein gültige oder festgeschriebende Definition gibt, verwende ich hierfür „Begriffsbestimmung".

Erstellung des Ziels: im interdisziplinären Team, nach Absprache mit dem Patienten / der Patientin

3.1.2 Diskussion dieses Begriffes

Der Begriff des Rehabilitationsziels wird inzwischen in den meisten Institutionen angewandt. Es erfüllt eine sehr wichtige Funktion, da es die Richtung der gesamten Therapie für die jeweiligen Patienten angibt. Die berufsgruppenspezifischen Ziele werden hiernach ausgerichtet.

Es ist wichtig, das Rehabilitationsziel sehr sorgfältig und wirklich patientenbezogen zu bestimmen, da es den Auftrag formuliert, den die Institution bei dieser Person erfüllen soll. Leider wird dieser Sorgfalt nicht immer Rechnung getragen.

3.2 Einteilung nach dem Grad der Konkretheit

3.2.1 Richtziel

Begriffsbestimmung: Richtziele beziehen sich direkt auf das Rehabilitationsziel und „beinhalten konkretere Angaben, was jede einzelne Berufsgruppe im Hinblick auf die Rehabilitation eines Patienten... unterstützen kann. ...jede Berufsgruppe verfolgt ein oder mehrere Richtziele, die gleichzeitig und / oder nacheinander verfolgt werden" (Scheiber 1995, S. 124).

Teilweise wird der Begriff noch weiter gefasst und „deutet die allgemeine Richtung [der Therapie] an. ... es gibt in der Neurologie und Orthopädie in der Regel je ein Richtziel für den sensomotorischen und den ADL- Bereich sowie zusätzlich ggf. ein berufliches, ein sozioemotionales/psychisches und ein neuropsychologisches/ kognitives Richtziel" (Dangl/Kolster 1996).

Beispiele:

- Weitestgehende Selbständigkeit im Alltag
- Selbständige Haushaltsführung
- Verbesserung kognitiver Funktionen

Erstellung der Ziele: berufsgruppenspezifisch in Absprache mit dem interdisziplinären Team und dem Patienten/der Patientin

3.2.2 Grobziel

Begriffsbestimmung: Grobziele beschreiben das Endverhalten bzw. die gewünschte Verbesserung recht konkret und „geben die Therapieziele für eine oder mehrere aufeinanderfolgende Therapieeinheiten an. Sie können sich auf Basisleistungen beziehen ... oder auf spezielle Fertigkeiten...“ (Scheiber 1995, S. 124).

Beispiele:

- Selbstständiger Toilettengang
- Verbesserung der Tiefensensibilität in der rechten oberen Extremität
- Visuelle Reize im linken Halbraum erkennen und auf sie reagieren können
- Sicherer Stand bei gleichzeitigem Einsatz der oberen Extremität
- Kenntnis und sichere Anwendung von Hilfsmitteln zur Haushaltsführung

Erstellung der Ziele: durch die behandelnde Therapeutin (möglichst in Abstimmung mit dem Patienten/der Patientin)

3.2.3 Feinziel

Begriffsbestimmung: Feinziele werden konkret formuliert. Sie sind stark operationalisiert und beschreiben genau, was der Patient/die Patientin - messbar - in einer Therapieeinheit lernen/erreichen soll. Sie können sich ebenfalls sowohl auf die Handlungsebene als auch auf Basisebenen beziehen.

Beispiele:

- die Hose ohne Hilfe hochziehen können
- die Stellung der rechten Hand (Palmarflexion, Dorsalextension, Ulnar- und Radialabduktion) ohne Sichtkontrolle spüren können
- einen Gegenstand im linken Halbraum suchen, finden und nach ihm greifen können
- einen Kartoffelschäler mit Saugnäpfen geübt und sicher einsetzen können

Erstellung der Ziele: durch die behandelnde Therapeutin (in Absprache mit dem Patienten/der Patientin)

3.2.4 Diskussion dieser Kategorisierung

Der Vorteil dieser Kategorisierung liegt in der Möglichkeit, die Therapie nach einem groben Ziel, dem Richtziel, auszurichten und von dort ausgehend in der Zielformulierung immer konkreter zu werden. Das konkreteste Ziel, das Feinziel, ist gleichzeitig das Ziel für eine Therapieeinheit. Die Denkrichtung geht also vom Rehabilitationsziel bzw. dem Richtziel zum Feinziel hin, während die Arbeitsrichtung beim konkretesten Ziel beginnt (siehe Scheiber 1995, S. 125f).

Diese Abfolge ist Lernenden ein hilfreiches Mittel zur Entwicklung von Zielen, wenn diese geradlinig voneinander herzuleiten sind.
Je komplexer die Ziele miteinander verwoben sind, desto schwieriger wird dieses Vorgehen. Lernende sind hiervon oft überfordert. Daher ist es auf die neurologische Ergotherapie, in der die Ziele sich oft auf verschiedene, jeweils klar umschriebene, einander bedingende Defizite beziehen, nur teilweise übertragbar.
Problematisch an dieser Kategorisierung ist, dass sie scheinbar sehr eindeutig ist, in sich aber Widersprüche birgt. Dieses bereitet vor allem Lernenden große Schwierigkeiten.
Erstens kann dieselbe Zielformulierung (z.B. „selbständiger Toilettengang") bei einem Patienten, der hierbei nur noch geringe Schwierigkeiten hat, ein Feinziel sein, bei einer schwerer betroffenen Patientin liegt dieses Ziel aber auf Grobzielebene.
Der zweite Grund liegt in der Verknüpfung von „Konkretheit" und „Überprüfbarkeit". Feinziele müssen, laut Begriffsbestimmung, konkret formuliert *und* innerhalb einer Therapieeinheit erreichbar und überprüfbar sein.
Dass diese beiden Aspekte in der Therapie[4] nicht immer übereinstimmen, soll an zwei Beispielen verdeutlicht werden.
⇨ Das Ziel „selbständiger Toilettengang" ist für eine auf den Rollstuhl angewiesene Patientin, die noch nicht sicher stehen kann und einen instabilen Rumpf hat, ein Grobziel. Es gibt noch eine konkretere Ebene, auf der sich Feinziele wie „sicher stehen können bei gleichzeitigem Einsatz der Arme", „Hose ohne Hilfe hochziehen können", „sicherer Transfer vom Rollstuhl zur Toilette" befinden.
Bei einer Patientin mit armbetonter Hemiparese, die sicher stehen kann, aber nur einen Arm zur Verfügung hat, kann das Ziel „selbständiger Toilettengang" innerhalb einer Therapieeinheit erreicht werden. Es wäre also hier - wegen der kurzfristigen Erreichbarkeit und Überprüfbarkeit - ein Feinziel.
⇨ Das Ziel „Stellung der Hand bei Dorsalextension und Palmarflexion spüren und unterscheiden können" ist konkret formuliert und ist daher ein Feinziel, es gibt kaum eine konkretere Formulierungsebene darunter. Bei einer Patientin mit einer distal betonten Hemisensibilitätsstörung nach Schlaganfall kann zwar an diesem Ziel konkret gearbeitet werden, es ist jedoch sehr unwahrscheinlich, dass es innerhalb einer Therapieeinheit erreicht wird. Aus diesem Grund wäre es ein Grobziel.

---

4 Anders ist es bei der Lernzielformulierung, bei der diese Kategorisierung zuerst angewandt und von dort übernommen wurde. An diesem Punkt wird deutlich, dass diese Übertragung der Kategorisierung von Lernzielen auf Therapieziele leider nicht komplikationslos ist. Die Gründe hierfür liegen meines Erachtens im Unterschied zwischen Therapie und Lernen bzw. zwischen Therapiezielen und Lernzielen und wären näherer Betrachtung wert.

3.3 Einteilung nach zeitlicher Nähe

3.3.1 Fernziel

Begriffsbestimmung: Als Fernziel beschreibt man ein Ziel, das vom Patienten/der Patientin und den behandelnden Personen angestrebt wird, welches zurzeit aber nicht realisiert werden kann.

Das Fernziel kann handlungsbezogen sein (selbständige Haushaltsführung; selbständiger Toilettengang; selbständig anziehen können), es kann sich aber auch auf Basisfähigkeiten beziehen (freier Stand; automatisches Einbeziehen des linken Halbraumes bei visueller Exploration; Einsatz der Hand im Alltag, ihren Fähigkeiten entsprechend).

Erstellung der Ziele: berufsgruppenspezifisch in Absprache mit dem interdisziplinären Team und dem Patienten/der Patientin

3.3.2 Nahziel

Begriffsbestimmung: Unter Nahzielen versteht man die Ziele, die in nächster Zeit erreicht werden sollen. Manche beschreiben hiermit das Ziel der nächsten Therapieeinheit.

Wie beim Fernziel kann sich die Formulierung auf Handlungen (alleine einkaufen können; selbständig die Hose hochziehen können; selbständig waschen können) oder auf Basisbereiche beziehen (Verminderung des Schulterschmerzes; sicherer, angelehnter Stand; bewusstes Einbeziehen des linken Halbraums bei visueller Exploration).

Erstellung der Ziele: durch die behandelnde Therapeutin (in Absprache mit dem Patienten/der Patientin).

3.3.3 Diskussion dieser Kategorisierung

Der Vorteil dieser Einteilung ist, dass ein zeitlicher Verlauf deutlich wird. Dies birgt gleichzeitig die Gefahr, dass sich automatisch das eine aus dem vorherigen zu ergeben scheint.

Ähnlich wie bei den Grob- und Feinzielen ist auch bei Nah- und Fernzielen möglich, dass, je nach Schwere oder Art des Störungsbildes, dasselbe Ziel für die eine Patientin ein Nahziel, für die andere Patientin ein Fernziel ist.

Ein wesentliches Argument spricht gegen die ausschließliche Kategorisierung nach zeitlicher Nähe: Die jeweilige Begründung der gewählten zeitlichen Abfolge bleibt unklar.

Es gibt hierfür nämlich vier Möglichkeiten:
Willkürlich gewählte zeitliche Abfolge: Zuerst selbständig waschen (Nahziel), später selbständig anziehen können (Fernziel).
Entwicklungen: Erst muss der linke Halbraum bei visueller Exploration bewusst einbezogen werden (Nahziel), später ist dieses automatisch möglich (Fernziel).
Vorrangigkeit: Selbständig die Hose hochziehen zu können (Nahziel) ist für die Patientin wichtiger als der völlig selbständige Toilettengang (Fernziel). Selbständiger Toilettengang (Nahziel) ist für die Entlassung der Patientin nach Hause wichtiger als der Einsatz des betroffenen Armes im Alltag (Fernziel).
Bedingtheit: Zunächst muss der Schulterschmerz vermindert werden (Nahziel), bevor die Hand ihren Fähigkeiten entsprechend im Alltag eingesetzt werden kann (Fernziel).
Die Auflistung macht deutlich, dass in der zeitlichen Abfolge teilweise Hierarchisierungen verborgen sind, nämlich Bedingungsebene und Vorrangigkeit. Die Hierarchisierung sollte aber unbedingt separat erfolgen und nicht bei der Kategorisierung mit „passieren".
Eine weitere Schwierigkeit besteht darin, dass die Fernzielebene meist eine Richt- oder Grobzielebene beschreibt. Auch Feinziele können jedoch Fernziele sein, wenn sie erst später erreicht werden können oder sollen.
Besonders Lernende haben große Schwierigkeiten, die Prinzipien zur Einteilung in Fern- und Nahziele zu verstehen und selbständig auf Beispiele anzuwenden. Noch schwieriger wird dieses, wenn die Begriffe Grob- und Fernziel bzw. Nah- und Feinziel synonym verwendet werden, die Einteilungen nach dem Grad der Konkretheit und nach der zeitlichen Nähe also gleichgesetzt werden.

3.4 Einteilung nach Fähigkeitsbereichen

3.4.1 Fähigkeitsbereiche

Begriffsbestimmung: Ziele gleich welcher Kategorie können nach ihrer fähigkeitsbezogenen Ausrichtung in z.B. sensomotorische, neuropsychologische, psychosoziale, berufliche und ADL-Ziele eingeteilt werden.
Die Art der Unterteilung ist abhängig von dem ergotherapeutischen Modell, das jeweils zugrunde liegt, oder/und dem Fachbereich, in dem gearbeitet wird.

Beispiele:
sensomotorische Fähigkeiten:
- Einsatz der Hand im Alltag entsprechend ihrer Möglichkeiten
- Sicherer Stand bei gleichzeitigem Einsatz der oberen Extremität
- Verbesserung der Tiefensensibilität der rechten oberen Extremität

Neuropsychologische Fähigkeiten:
- Visuelle Reize im linken Halbraum erkennen und auf sie reagieren können

Psychosoziale Fähigkeiten:
- Folgen der Krankheit akzeptieren können
- Mit anderen über die Belastung durch die Krankheit sprechen können
- Berufliche Fähigkeiten: Arbeitsplatz selbst den Erfordernissen entsprechend einrichten können
- Hilfsmittel zur Kompensation der Konzentrationsschwäche einsetzen

ADL:
- Eigenständige Haushaltsführung
- Selbständiger Toilettengang

3.4.2 Diskussion dieser Einteilung

Es ist wegen der Fülle der Ziele, die sich aus den einzelnen Störungsbildern in den verschiedenen Bereichen ergeben, oft angeraten, sie nach Fähigkeitsbereichen aufzuteilen. Dies erleichtert das Auffinden von Bedingungsebenen zwischen Zielen verschiedener Bereiche, verdeutlicht die Parallelität der Ziele einzelner Störungen und trägt somit der Komplexität des Bereiches Rechnung.
Ein gravierender Nachteil ergibt sich daraus, dass die Handlungsfähigkeit ausschließlich dem ADL-Bereich zugeordnet wird. Damit verlieren die anderen Ziele leicht ihre spezifisch ergotherapeutische Ausrichtung, die Verbesserung der Handlungsfähigkeit steht nur noch mittelbar im Blickpunkt der Therapie.
Es passiert leicht, dass an den einzelnen - richtig erstellten - Zielen gearbeitet wird, ohne dass sie direkt auf bestimmte gewünschte Handlungen bezogen werden. Durch die enge Verflechtung müssen Basisfähigkeiten und Handlungsfähigkeiten zwar getrennt voneinander befundet und analysiert werden, bei der Zielerstellung jedoch wieder zueinander in Beziehung gesetzt werden.
Gerade Lernende haben hiermit Probleme und verlieren z.B. den ADL-Bereich aus den Augen, weil sie sich auf Basisfähigkeiten konzentrieren.

3.5 Einteilung nach Personen- und Produktorientierung

(nach Scheiber 1995 S. 124 f)

3.5.1 Personenorientiertheit

Begriffsbestimmung: Personenorientierte Ziele sind die Ziele, die eine Veränderung der Handlungs- und/oder Basisfähigkeiten der Patienten beschreiben.
Beispiele:
- Sich bei auftretenden Schwierigkeiten eigenständig Hilfe holen können
- Visuelle Reize im linken Halbraum erkennen und auf sie reagieren können

3.5.2 Produktorientiertheit

Begriffsbestimmung: Produktorientierte Ziele beschreiben die Fähigkeiten, die der Patient/die Patientin im Hinblick auf ein (herzustellendes) Produkt erwerben soll.
Beispiele:
- Die Wandung der Schale gleichmäßig formen können
- Ein Seidentuch vollständig bemalen können

3.5.3 Diskussion dieser Kategorisierung

Ingrid Scheiber hat diesen Begriff für die Zielerstellung in der Psychiatrie vorgeschlagen. Sie bezieht sich dabei erstaunlicherweise ausschließlich auf die Feinzielebene, was für mich nicht nachvollziehbar ist.
Die vorgeschlagene Kategorisierung birgt eine entscheidende Problematik: Oft ist die Anwendung des Verfahrens ausschließlich Methode; die Kenntnis oder die geübte Durchführung des Werkverfahrens ist kein wirkliches Ziel der Therapie. Folgerichtig sind z.B. die Herstellung eines Gefäßes und die dabei gelernten Fertigkeiten kein *Ziel*, sondern ein *Ergebnis* der Therapie und sollten auch als solches benannt werden.
Dieser Sachverhalt ist für Lernende oft schwer zu verstehen. Die explizite Benennung als produktorientiertes Ziel könnte hier mehr Verwirrung als Klarheit bringen und ggf. der produktzentrierten Therapie wieder Vorschub leisten.
Im neurologischen Bereich ist die Unterscheidung in personenorientierte und produktorientierte Therapieziele bisher ohnehin nicht üblich.

4 Übliche Hierarchisierung und Selektion von Therapiezielen

4.1 Hierarchisierung

Die im Absatz „Therapieziele in der Literatur“ genannten Autorinnen und Autoren betonen, dass Therapieziele hierarchisiert, also der Wichtigkeit nach geordnet, werden müssen. Auf welche Art und Weise das in der neurologischen Therapie geschehen kann, wird nicht benannt. Auch im Unterricht sind Strategien zur Hierarchisierung, nach eigenen Erfahrungen und Gesprächen mit anderen Ergotherapeutinnen, nur selten Thema. Hierarchisierungen werden vorgenommen, eigentlich sollte aber besser von Hierarchisierungs„gewohnheiten“ als von „-strategien“ gesprochen werden. Da schon die Ziele in der Regel bei ausgebildeten Ergotherapeutinnen nicht schriftlich dargelegt werden, ist davon auszugehen, dass die Hierarchisierung noch informeller geschieht.
Die Ergotherapeutinnen befinden sich in einem echten Dilemma: Ohne in diesem Bereich wirklich geübt zu sein, müssen sie aus der Menge der Ziele patientenorientiert Bedingungen und Vorrangigkeiten herausfinden und die Ziele in einen sinnvollen Ablauf bringen. Gelingt das nicht, entsteht eine eher zufällige Auswahl der Ziele, das Naheliegendste wird getan.
Oft wird bei Basisdefiziten angesetzt, in der Hoffnung, dass die Ziele auf Handlungsebene dann automatisch erreicht werden, wenn die Grundlage gelegt ist. Leider werden die Patienten meist entlassen, bevor dieses geschehen kann. Als Kompensation wird einige Tage vor der Entlassung die Therapiestrategie radikal umgestellt, ADL-Ziele stehen im Vordergrund und schnell wird versucht, die wichtigsten Ziele in diesem Bereich noch zu erreichen.

4.1.1 Hierarchisierungsmodell nach Scheiber

Für den psychiatrischen Bereich schlägt Scheiber folgendes Modell vor:
„Soll eine Zielhierarchie erstellt werden, so muß mit dem Rehabilitationsziel begonnen werden. Es bildet die Spitze, von dem die weiteren Ziele, zunächst bis zur Grobzielebene, auszudifferenzieren sind (Denkrichtung). Ergaben sich aus dem ergotherapeutischen Befund mehrere Grobziele, so ist es sinnvoll, diese in eine *zeitliche* Reihenfolge zu bringen ... Hat der Patient Fortschritte bezüglich der

Feinziele und damit des sich daraus ergebenden Grobzieles gemacht, so können die *nächsten* Feinziele angestrebt werden. Der Arbeitsweg nimmt seinen Ausgang an der Basis der Hierarchie, und *nach und nach* führt das Bewältigen von Grobzielen zum Erreichen von Richtzielen und diese wiederum zum Rehabilitationsziel" (Scheiber 1995, S. 125, Hervorhebungen von F. Kolster).

4.1.2 Diskussion dieses Modells für den neurologischen Bereich

Scheibers Hierarchisierungsmodell gründet sich auf die Kategorisierungen „Grad der Konkretheit" und „zeitliche Nähe". Beide sind, wie oben beschrieben, in der neurologischen Ergotherapie schon als Kategorisierungen allein sehr schwierig anzuwenden. Umso komplizierter, vor allem für Lernende, wird es, wenn jetzt auch noch hiermit eine Hierarchie erstellt werden soll.
Vor allem aber kann in der Neurologie nicht von einem gradlinigen Verlauf ausgegangen werden. Die verschiedenen Ziele beziehen sich auf verschiedene Fähigkeitsbereiche, haben oft keinen direkten Bezug zueinander, sind aber durch Bedingungsebenen miteinander verquickt.
Aus den benannten Gründen sollte das Modell nicht unverändert oder unkommentiert als Hierarchisierungsstrategie in der neurologischen Ergotherapie gelehrt werden.
Allerdings ist es den Schülerinnen aus dem Fachunterricht Psychiatrie bzw. dem Lehrbuch bekannt und sie versuchen, es auf andere Bereiche zu übertragen. Hierbei scheitern sie in der Neurologie fast zwangsläufig.

4.2 Selektion

Eine sinnvolle Selektion, also Auswahl, von Zielen ist fast noch schwieriger als die Hierarchisierung. Wenn es mehrere Ziele gibt, die gleichwertig nebeneinander stehen, aber nicht alle erreicht werden können - welches soll „rausfliegen"? Ergotherapeutinnen wie Ergotherapieschülerinnen sind mit einer kaum lösbaren Aufgabe konfrontiert.
Ist für eine Patientin z.B. der Einsatz der betroffenen Hand im Alltag genauso wichtig wie ein sicherer angelehnter Stand - worauf soll man verzichten? Und wie soll das mit der Patientin besprochen werden? Leichter ist die Selektion, wenn es deutliche Vorrangigkeiten gibt. Ist der selbständige Toilettengang eine Grundvoraussetzung für die Rückkehr nach Hause, und hierfür ist der sichere Stand

notwendig, tritt der Einsatz des betroffenen Armes im Alltag in der nächsten Zeit notwendigerweise in den Hintergrund.
Oft werden die Therapieziele wenig selektiert, dadurch entstehen Ungenauigkeiten in der Umsetzung, was zur Folge hat, dass zu viele Ziele gleichzeitig verfolgt und nur wenige wirklich erreicht werden.

5 Zusammenfassung

Wie aus den vorangegangenen Kapiteln hervorgeht, kann die Ausbildung zurzeit der zentralen Rolle, die Therapieziele für das Erlernen und Durchführen erfolgreicher Behandlung haben sollten und haben könnten, noch nicht ausreichend gerecht werden, obwohl die Bemühungen groß sind, den Ergotherapieschülerinnen das erforderliche Wissen an die Hand zu geben.
Dies gilt zum Mindesten für die Neurologie und angrenzende Bereiche[5], für die anderen Fachbereiche müsste es noch genauer untersucht werden.
Für Berufstätige folgt daraus, dass sie den Anforderungen im Arbeitsalltag schwerer gerecht werden können, als es der Fall wäre, wenn sie über eine eingeübte, sichere Handlungskompetenz im Bereich „Ziele" verfügen würden.
Die Ursachen der Problematik liegen meines Erachtens zusammengefasst in Folgendem:

- ⇨ Die derzeit üblichen Strategien und Modelle sind nur zum Teil auf den benannten Fachbereich übertragbar und bergen daher Fehlerquellen in sich.[6]
- ⇨ Durch die - für die Übersichtlichkeit notwendige - Einteilung nach Fähigkeitsbereichen entstehen viele Ziele, denen direkter Handlungsbezug fehlt. Dadurch

---

5 vor allem Geriatrie, geriatrische Rehabilitation und Orthopädie

6 Exkurs: Systemimmanente Denkfehler: Ein Grundproblem ist folgendes: Führt man im Unterricht eine Systematik ein, werden die Lernenden in der Regel versuchen, die zu systematisierenden Inhalte diesem System gänzlich zuzuordnen.
Ist das System unzulänglich, wird dieses Verhalten unvermeidbar zum Scheitern führen. Der lernenden Person bleibt unklar, worin das Scheitern begründet ist. Zunächst wird es als individuelles Scheitern erlebt: „Ich habe es nicht verstanden; ich brauche noch mehr Erklärungen", bis dann die Motivation, sich mit dem Thema auseinander zu setzen oder die Systematisierung anzuwenden, immer mehr schwindet.

lesen sich z.B. Zielstellungen für Patienten mit motorisch-funktionellen Störungen wie physiotherapeutische Aufstellungen. Der ergotherapiespezifische Handlungsbezug spielt keine zentrale Rolle.

- ⇨ Es fehlt die Möglichkeit, Ziele für Basisfähigkeiten und Handlungsfähigkeiten in direkten Bezug zueinander zu setzen.
- ⇨ Die bisherigen Kategorisierungsmöglichkeiten haben jeweils in sich Nachteile, die die alleinige Anwendung eines Konzeptes nicht angeraten sein lassen.
- ⇨ Es gibt kaum Hierarchisierungsstrategien, die Vorrangigkeiten und Bedingungsebenen als wesentliche Elemente berücksichtigen.
- ⇨ Die Therapieziele werden zu wenig selektiert, dadurch entstehen Ungenauigkeiten in der Umsetzung.
- ⇨ Aus dem Pädagogikunterricht kennen die Schülerinnen Lernziele und ihre Kategorisierung, ohne dass deutlich wird, dass diese durch die Unterschiede zwischen Therapiezielen und Lernzielen nicht direkt übertragbar sind.
- ⇨ Ein zentrales Problem ist, vor allem in den so genannten „funktionellen" Bereichen, die oft zu geringe Ausrichtung der Therapie an den Wünschen und Bedürfnissen der Patienten.

6 Konsequenzen für Therapie und Ausbildung

Die Zusammenfassung der Probleme hat deutlich gemacht, dass die Schwierigkeiten in unterschiedlichen Bereichen liegen und daher Verbesserungsmöglichkeiten auch an verschiedenen Stellen ansetzen müssen. Für die Therapie und für die Ausbildung habe ich diese notwendigen Konsequenzen als Forderungen aufgeführt.

6.1 Therapiespezifische Forderungen

- ⇨ Lernenden und bereits tätigen Ergotherapeutinnen muss ein Konzept an die Hand gegeben werden, das der Spezifik ergotherapeutischen Handelns in der Neurologie gerecht wird.
- ⇨ Es sollte patientenorientierter gearbeitet werden, demnach müssen die Therapieziele anhand der Wünsche und Bedürfnisse der Patienten entwickelt werden.

- ⇨ Die von den Patienten gewünschten Handlungsfähigkeiten sollten als zentrale ergotherapiespezifische Ziele im Mittelpunkt stehen.
- ⇨ Ziele, die sich auf Basisfähigkeiten beziehen, müssen zu den Handlungszielen in Bezug gesetzt werden bzw. aus ihnen entwickelt werden können.
- ⇨ Die Ziele sollten nach dem Grad der Konkretheit patientenspezifisch exakt zugeordnet werden können.
- ⇨ Die Überprüfbarkeit darf nicht mit den anderen Kategorisierungsmerkmalen eines Zieles vermischt werden.
- ⇨ Die Kategorie „zeitliche Nähe" muss sich eindeutig ausschließlich auf den zeitlichen Ablauf der Therapie beziehen.
- ⇨ Es muss klare Richtlinien zur Hierarchisierung von Zielen geben.
- ⇨ Bedingungsebenen müssen deutlich herausgearbeitet werden und die Hierarchisierung bestimmen.
- ⇨ Vorrangigkeiten müssen als hierarchie- und selektionsbestimmende Elemente erkannt und verwendet werden.
- ⇨ Sind mehr Ziele vorhanden, als in der voraussichtlichen Behandlungsdauer erreicht werden können, müssen sie nach nachvollziehbaren Kriterien selektiert werden können.

6.2 Ausbildungsspezifische Forderungen

- ⇨ Therapieziele müssen an den einzelnen Schulen in enger Absprache zwischen den einzelnen Fachdozentinnen unterrichtet werden.
- ⇨ Die Lernziele, die sich auf die Erstellung von Therapiezielen, ihre Hierarchisierung und Selektion beziehen, müssen aufgeführt werden.
- ⇨ Ein fächerübergreifendes Curriculum zum Thema Therapieziele sollte erstellt werden.

6.3 Folgerungen für diese Arbeit

Die Konsequenzen, bzw. Forderungen, die sich aus der geschilderten Problematik ergeben, sind sehr zahlreich und wirken in dieser Auflistung vielleicht sehr absolut. Eine ausführliche Auseinandersetzung hiermit, nähere Betrachtung einzelner Zusammenhänge und eine ausführliche Diskussion des Themenkomplexes mit Teilnehmenden aus Therapie und Ausbildung wären sehr lohnend.

Im Rahmen dieser Arbeit werde ich auf vier Bereiche eingehen.
Zunächst werde ich ein auf die Neurologie bezogenes Modell zur Therapieziel-hierarchisierung und -kategorisierung vorstellen, welches ich im Laufe des letzten Jahres entwickelt habe. Diese Entwicklung ist, der Komplexität des Themas folgend, noch nicht abgeschlossen. So kann und soll das Modell keine endgültige oder alle Probleme umfassend berücksichtigende Lösung sein, sondern soll vor allem als ein Denk- und Arbeitsmodell verstanden werden und als Diskussionsgrundlage dienen.
Es folgt ein Lernzielkatalog „Therapieziele“ für die Ergotherapieausbildung. Schließlich stelle ich die Umsetzung des beschriebenen Konzeptes in der Ergotherapieausbildung an Beispielen vor.
Der Umfang der Arbeit erlaubt es nicht, ein weiteres großes Kapitel ausführlich zu beleuchten, nämlich die Umsetzung in Fachfortbildungen für Ergotherapeutinnen. Einige kurze Betrachtungen möchte ich dennoch anschließen.

7 Vorstellung eines neuen Konzeptes zur Therapieziel-kategorisierung, Hierarchisierung und Selektion

7.1 Überblick über das Konzept

Das Konzept, welches ich im Folgenden vorstellen möchte, habe ich aufgrund meiner Erfahrungen als Lehrkraft für ergotherapeutische Behandlungsverfahren in der Neurologie in der Ergotherapieausbildung und als Dozentin bei Fachfortbildungen entwickelt. Es soll eine neue Betrachtungsweise des überaus komplexen Gebietes der Therapieziele ermöglichen, ohne dabei die alten Begrifflichkeiten zu verlassen. Die alten Begriffe bleiben, wo immer möglich, bestehen und werden bei Bedarf genauer eingegrenzt/bestimmt.

Das Konzept unterscheidet sich von den bisher vorgestellten Modellen in einigen meines Erachtens wesentlichen Details.
In den letzten Jahren ist mir immer bewusster geworden, wie wichtig Patientenzentriertheit für eine dauerhaft erfolgreiche und zufrieden stellende Therapie ist [7].
Daher stehen die gewünschten und/oder erforderlichen Handlungen der Patienten im Mittelpunkt dieses Konzeptes. Diese nenne ich Handlungsziele. Die Aufgabe der Therapeutinnen besteht nun darin, die für das Erreichen *dieser* Handlungsziele notwendigen Basisziele zu ermitteln. Hierzu muss analysiert werden, welche Basisfähigkeiten, die für diese spezielle Handlung erforderlich sind, ein Defizit aufweisen. Das Neue an diesem Gedankengang ist, dass die Denkrichtung sich verändert hat.
Es wird nicht mehr, wie bisher üblich, das Ausmaß der Basisdefizite zur Grundlage der Therapie, sondern die Art und Weise, ob und wie sehr die einzelnen Basisdefizite die gewünschten Handlungen des Patienten/der Patientin beeinträchtigen. Dieses möchte ich an einem Beispiel verdeutlichen.[8]
Für Frau L., eine Patientin mit armbetonter Hemiparese und leichtem visuellen Neglect, ist der vorrangigste Wunsch, nach Hause zurückzukehren. Hierfür ist der selbständige Toilettengang die Voraussetzung. Durch den Neglect, der das automatische Einbeziehen der linken Körperhälfte und das Überblicken des gesamten Raumes erschwert, und die mangelnde Sicherheit im Stand ist sie an der Umsetzung dieses Wunsches wesentlich mehr gehindert, als an der ausgeprägten Lähmung ihres Armes, die sie recht gut kompensieren kann.
Da das Handlungsziel klar benannt ist, steht nach meinem Ermessen die Hierarchie fest: Die Basisziele „automatisches Einbeziehen der linken Körper- und Raumhälfte" und „sicherer Stand" stehen im Vordergrund, die „Anbahnung von Armfunktion" rückt in den Hintergrund. Ein weiteres wesentliches Handlungsziel von Frau L. ist, selbständig auf dem Balkon ihre Blumen zu pflegen. Auch hierfür ist „Sicherheit im Stand" und das „Beachten der linken Körper- und Raumhälfte" zentraler als die mangelnde Armfunktion. In der Regel wäre aber das wichtigste Ziel der ergotherapeutischen Behandlung die Verbesserung der Armfunktion!

---

7 Da im bundesdeutschen Gesundheitssystem, anders als z.B. im kanadischen System, eine wirkliche Patientenzentriertheit derzeit nur selten möglich ist, verwende ich im Folgenden den Begriff „Patientenorientierung"- soweit wie irgend möglich an den Wünschen und Bedürfnissen der Patienten orientiert.

8 In der Anlage ist Frau L., eine 62-jährige Rentnerin, ausführlich beschrieben (Anhang A 1, S. 64/65). In der gesamten weiteren Ausarbeitung beziehe ich mich, wenn nicht anders benannt, auf dieses Beispiel.

Die Verbesserung der Handlungsfähigkeit als zentrales ergotherapeutisches Anliegen steht also im Mittelpunkt der Therapie, und damit verbinden sich Patientenorientierung und spezifisch ergotherapeutische Arbeitsweise.
Ein weiteres wichtiges Element dieses Konzeptes ist die genauere Bestimmung der Begrifflichkeiten. Für Lernende und ausgebildete Ergotherapeutinnen ist wichtig, dass die Begriffe genau definiert sind und nicht ein Begriff verschiedene Ebenen beschreibt. Daher grenze ich die Einteilungen nach „Grad der Konkretheit", „zeitlicher Nähe" und „Fähigkeitsbereichen" jeweils auf das Wesentliche ein. [9] Wichtig war hierbei, die alten Begriffe zu konkretisieren, ohne sie ihrer üblichen Aussage zu berauben. Dieses war ein schwieriges Unterfangen. Ob und wie gut es geglückt ist, wird sich vor allem in der Praxis zeigen.
Neu hinzu kommen die bisher „mitgemeinten" Begriffe „Vorrangigkeit", „Bedingungsebene", und „Überprüfbarkeit".
Im Folgenden werden die einzelnen Begriffe/Elemente des Konzeptes, seien sie neu formuliert, eingegrenzt oder exakter definiert, ausführlich erläutert. Zum besseren Verständnis werden dazu die Forderungen aus Kapitel 6.1 und 6.2, auf die sie sich beziehen, vorangestellt.

7.2 Begriffsbestimmungen und Erläuterungen

7.2.1 Handlungsziele

⇨ Es sollte patientenorientierter gearbeitet werden, demnach müssen die Therapieziele anhand der Wünsche und Bedürfnisse der Patienten entwickelt werden.
⇨ Die von den Patienten gewünschten Handlungsfähigkeiten sollten als zentrale ergotherapiespezifische Ziele im Mittelpunkt stehen.

Begriffsbestimmung: Handlungsziele beziehen sich auf die Verbesserung der Handlungsfähigkeit der Person. Sie beinhalten erwünschte und/oder notwendige Handlungen aus dem häuslichen, stationären oder beruflichen Bereich.
Handlungsziele bestimmen maßgeblich die Therapie, da von ihnen die weiteren Ziele abgeleitet werden.

9 Zum besseren Verständnis werden alle Begrifflichkeiten in den folgenden Ausführungen anhand des Beispiels von Frau L. und mit der Hilfe von Grafiken erläutert. Eine Übersicht findet sich im Absatz 7.4: „Vorgehensweise", Seite 43.

Es ist sinnvoll, Handlungsziele nach „zeitlicher Nähe“ zu ordnen, denn sie können kurzfristige, mittelfristige oder langfristige Therapieziele sein.
Außerdem empfiehlt es sich, sie nach dem Grad der Konkretheit zu kategorisieren. Sie können sich auf Richt-, Grob- und Feinzielebene befinden.
Ermittlung der Handlungsziele: Die Ziele sollten patientenzentriert erstellt werden, also durch die Patienten in Absprache mit den Angehörigen/Betreuungspersonen und den Therapeutinnen. Hierzu werden die betroffenen Personen nach ihren derzeitigen und voraussichtlichen Problemen und Wünschen befragt. Hierzu bieten sich Interviews und Befragungen von Patienten und Angehörigen an.[10] Für die spätere Selektion und Hierarchisierung ist von großer Bedeutung, sich ebenfalls über die Wichtigkeit, die Vorrangigkeit der Wünsche der Patienten zu informieren. Ungewohnt ist bei diesem Verfahren die ausgeprägte Patientenorientierung, sodass oft von gewohnten Behandlungsmustern abgewichen werden muss.
Beispiel: Handlungsziele von Frau L.:
Frau L. hat beschrieben, welche Tätigkeiten sie wieder ausführen möchte und hat damit ihre Handlungsziele definiert. Hierbei hat sie diese Wünsche meist auf Grobzielebene, manche aber auf Feinzielebene beschrieben.

- Toilettengang sicher selbständig durchführen können (Grobziel)
- Selbständiges Hochziehen der Hose (Feinziel)
- Transfers sicher durchführen können (Grobziel)
- Hund mit ihrem Mann zusammen ausführen können (Grobziel)
- Balkon alleine pflegen können (Grobziel)
- Selbständiges Einpflanzen von Topfblumen auf dem Balkon (Feinziel)
- Sicher mit dem Rollstuhl manövrieren können (Grobziel)
- Mithilfe bei der Haushaltsführung (Grobziel)
- Betreuung der Enkeltochter (Richtziel)

Abb. A 1

10 Ein hierfür sehr geeignetes Instrumentarium ist das COPM, das Canadian Occupational Performance Measure, welches durch ein halbstandardisiertes Interview und die Auswertung des Interviews durch die Patienten mit Hilfe bestimmter Wertigkeitsskalen genaue Informationen über deren Handlungsziele gibt, gleichzeitig werden diese selektiert und hierarchisiert. Bislang ist das COPM in Deutschland wenig bekannt, erste Erfahrungen in der Anwendung waren allerdings überaus erfolgreich (siehe hierzu Law et al., 1994; sowie Erbsch, Laule, Wichmann, 1999 und Weber & Heil, 1999.

Einige Ziele sollen bald erreicht werden, bei anderen ist Frau L. klar, dass sie erst nach längerer Zeit erreicht werden können. Die Ziele sind in dieser zeitlichen Reihenfolge aufgelistet.

7.2.2 Vorrangigkeiten

Forderung: ⇨Vorrangigkeiten müssen als hierarchie- und selektionsbestimmende Elemente erkannt und verwendet werden.

Begriffsbestimmung: Vorrangigkeiten bestimmen, welches Handlungsziel wichtiger ist als andere und daher in der Therapie Vorrang hat. Gibt es mehr Handlungsziele als im geplanten Therapiezeitraum voraussichtlich zu erreichen sind, müssen nachrangige Ziele „rausfallen". Vorrangigkeiten bestimmen also maßgeblich den Therapieverlauf.

Durch Beachtung der Vorrangigkeiten erfolgt die Selektion der Therapieziele.

Beispiel:

Die vorrangigsten Handlungsziele werden ausgewählt/selektiert und in Kärtchen eingetragen.[11]

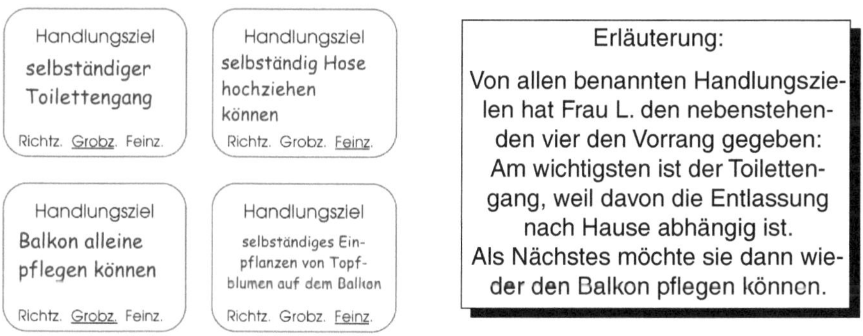

Abb. A 2

Unterschied zur bisherigen Begriffsbestimmung: Anders als vorher üblich werden Vorrangigkeiten auf Handlungsebene deutlich als solche benannt. Sie beziehen sich in aller Regel ausschließlich auf Handlungsziele.

Durch die zentrale Rolle der Handlungsziele für die Therapie sind deren Vorrangigkeiten von größter Wichtigkeit und bestimmen die Selektion und Hierarchie.

11 Hier wie im Folgenden sind die aktuell beschriebenen Details im Beispiel dargestellt.

7.2.3 Basisziele

⇨ Ziele, die sich auf Basisfähigkeiten beziehen, müssen zu den Handlungszielen in Bezug gesetzt werden bzw. aus ihnen entwickelt werden können.

Begriffsbestimmung: Basisziele beziehen sich auf die Verbesserung der Basisfähigkeiten der Person. Sie setzen so spezifisch wie irgend möglich an den Basisdefiziten an. Basisziele werden in Abhängigkeit von den Handlungszielen erstellt. Der Grundgedanke hierzu ist, dass die Handlungsfähigkeit bei einer spezifischen Handlung durch verschiedene, in der Neurologie oft multiple und sich gegenseitig bedingende Störungen der Basisfähigkeiten beeinträchtigt sein kann. Deshalb lassen sich aus einem Handlungsziel meist mehrere Basisziele herleiten.

Die Denkrichtung Handlungsziele ⇨ Basisziele bedeutet, dass die Patientenorientierung auch hier gewährleistet ist. Da nämlich die Handlungsziele im Vordergrund stehen, muss in der Therapie ja nur an *den* Basisfähigkeiten gearbeitet werden, die die ausgewählten Handlungen beeinträchtigen. Hierdurch erfolgt automatisch eine Selektion, weil *die* Basisziele (zunächst) entfallen, die für die gewünschten Handlungen nicht erforderlich sind. Dies kann beispielsweise bedeuten, das eine Parese im linken Arm, die normalerweise in der Ergotherapie behandelt würde, nicht mehr im Zentrum der Therapie steht, sondern, wie bei Frau L, der Behandlung des „Restneglectes" die zentrale Bedeutung beigemessen wird.

Basisziele können sehr vielschichtig sein und können auf verschiedene Weise kategorisiert werden. Beispielsweise nach Fähigkeitsbereichen, was sich vor allem bei komplexen Störungen anbietet, wenn mehrere Fähigkeitsbereiche betroffen sind wie z.B. bei Frau L. Möglich ist auch eine Kategorisierung nach dem Grad der Konkretheit und nach der „zeitlichen Nähe", wie im unten stehenden Beispiel ebenfalls vermerkt.

Ermittlung der Ziele: Aus dem ergotherapeutischen Befund wird deutlich, welche Basisfähigkeiten in welchem Ausmaß beeinträchtigt sind. Die Aufgabe der Therapeutin, des Therapeuten ist jetzt, die Handlungsziele der Patienten und ihre Basisfähigkeiten gegenüberzustellen. Hierbei wird deutlich, welche Basisfähigkeiten verbessert werden müssen, wo also Basisziele bestehen. Die Basisziele werden also durch die behandelnde Therapeutin erstellt, in Absprache mit dem interdisziplinären Team. Wichtig ist, dass dem Patienten/der Patientin deutlich wird, wie die eigenen Handlungsziele und die Basisziele zusammenhängen. So muss Frau L. beispielsweise erklärt werden, dass die „Sicherheit im Stand bei gleichzeitigem Einsatz der Arme", die z.B. durch das Spielen von Solitär im Stand geübt wird, sich direkt auf ihr vorrangiges Handlungsziel „selbständiger Toilettengang" bezieht. Die Patientenorientierung erfordert also, dass die Basisziele im Behandlungsverlauf möglichst transparent gemacht werden. Allerdings ist wichtig, die Patienten hierdurch nicht zu überfordern. Die „Arbeitsteilung" sollte deutlich bleiben: Auf der Grundlage der von den Patienten gewünschten Handlungsziele erstellen die Therapeutinnen die Basisziele und den Behandlungsplan.

Beispiel: Basisziele von Frau L.:
Auf der Grundlage des Befundes hat die Therapeutin folgende Basisziele definiert und den Grad der Konkretheit bereits bestimmt.

- Verbesserung der Arm- und Handfunktion (Grobziel)
- Linken Arm ohne Kompensationsbewegungen oder Hilfe der rechten Hand auf den Tisch legen können (Feinziel)
- Aktive Protraktion der linken Schulter bei frei mitlaufendem Schulterblatt (Feinziel)
- Sicher kurzzeitig frei stehen können (Grobziel)
- Sicherer Stand bei gleichzeitigem Einsatz der oberen Extremität (Grobziel)
- Kurze Strecken am Handlauf sicher bewältigen können (Grobziel)
- Kurze Strecken frei laufen können (Grobziel)
- Visuelle Reize im linken Halbraum erkennen und auf sie reagieren können (Grobziel)
- Hindernisse im linken Halbraum erkennen können (Feinziel)
- Linken Arm beachten und selbständig lagern (Feinziel)
- Störungsbewusstsein weiterhin entwickeln und behalten (Grobziel)
- Sich mit den Folgen der Krankheit weiterhin auseinander setzen können (Grobziel)
- Mit anderen über die Belastung durch die Krankheit sprechen können (Feinziel)

Abb. A 3

7.2.4 Einteilung nach Fähigkeitsbereichen

Begriffsbestimmung: Basisziele werden nach ihrer auf Basisfähigkeiten bezogenen Ausrichtung in sensomotorische, neuropsychologische und psychosoziale Ziele eingeteilt.

Beispiel:

Basisziel	Basisziel	Basisziel
sensomot. neuropsych. psychosozial	sensomot. neuropsych. psychosozial	sensomot. neuropsych. psychosozial
den linken Halbraum visuell explorieren können	mit links greifen können	mit anderen über die Belastung durch die Krankheit sprechen können
Richtziel Grobziel Feinziel	Richtziel Grobziel Feinziel	Richtziel Grobziel Feinziel

Abb. A 4

Unterschied zur bisherigen Begriffsbestimmung: Der ADL-Bereich und der berufliche Bereich fallen aus der Einteilung heraus, weil sie als Handlungsziele definiert sind.

7.2.5 Bedingungsebenen

Forderung: ⇨ Bedingungsebenen müssen deutlich herausgearbeitet werden.
Begriffsbestimmung: Von Bedingungsebenen spricht man dann, wenn ein Basisziel nur dann erreicht werden kann, wenn vorher ein anderes erreicht wurde.
Hierdurch bestimmen Bedingungsebenen die Hierarchie der Basisziele.
Die Bedingungsebenen werden meist durch die Befundbewertung deutlich.
Beispiel:

Basisziel
sensomot. neuropsych. psychosoz.
linken Arm beachten können
Richtz. Grobz. Feinz.

⇓

Basisziel
sensomot neuropsych. psychosoz.
Verbesserung der Armfunktion
Richtz. Grobz. Feinz.

Erläuterung:

Frau L. kann ihren linken Arm nicht zuverlässig wahrnehmen.
Dadurch kann sie bei der Therapie dem Arm und der Armfunktion nicht die notwendige Beachtung schenken.
Die Verbesserung motorischer Fähigkeiten wird also durch den Neglect behindert.
Dieser Befundbewertung muss in den Zielen Rechnung getragen werden.

Abb. A 5

Unterschied zur bisherigen Begriffsbestimmung: Anders als vorher üblich werden Bedingungsebenen deutlich als solche benannt. Sie beziehen sich in aller Regel ausschließlich auf Basisziele.

7.2.6 Einteilung nach Grad der Konkretheit

⇨ Die Ziele sollen nach dem Grad der Konkretheit patientenspezifisch exakt zugeordnet werden können.
Forderung: ⇨ Die Überprüfbarkeit darf nicht mit den anderen Kategorisierungsmerkmalen eines Zieles vermischt werden.
Begriffsbestimmung: Durch Richt-, Grob- und Feinzielebene werden die Ziele patientenspezifisch nach dem Grad der Konkretheit geordnet.
Wie oben beschrieben, können und sollten sowohl Handlungsziele als auch Basisziele auf diese Weise kategorisiert werden. Es ist wichtig, vor allem wegen der Vergleichbarkeit, dass die Therapeutinnen wissen, wie konkret das einzelne Ziel beschrieben wurde.
Allerdings hat die Einteilung nach dem Grad der Konkretheit ihre zentrale Rolle verloren, wenn die therapieorientiertere Einteilung in Handlungsziele und Basisziele erfolgt.
Beispiel:

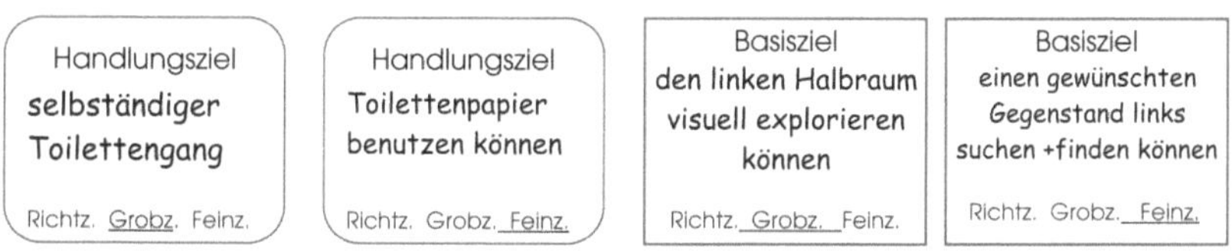

Abb. A 6

Unterschied zur bisherigen Begriffsbestimmung: Im Großen und Ganzen bleibt diese Kategorisierung wie gehabt bestehen. Zwei wesentliche Unterschiede gibt es dennoch:

- Den Lernenden muss deutlich gemacht werden, dass die Zuordnung der Ziele zu einer Kategorie sich nicht nach einzelnen Formulierungen, sondern patientenspezifisch an der Abstufung der Konkretheit orientiert. Dieselbe Formulierung kann einmal ein Feinziel, ein andermal ein Grobziel sein. Dieses ist nur dann irritierend, wenn die Lernenden nicht darauf hingewiesen werden, dass das möglich ist.

- Die strenge Koppelung von Überprüfbarkeit und Feinzielebene wird aufgehoben. Begründet wird dies dadurch, dass, wie unter Kapitel 3.2.1, S. 21 f beschrieben, auch manche unkonkret beschriebenen Ziele (Grobziele) direkt überprüfbar sind, während sehr konkret beschriebene Ziele (Feinziele) nicht immer in einer Einheit erreicht werden können.

7.2.7 Überprüfbarkeit

Forderung: ⇨ Die Überprüfbarkeit darf nicht mit den anderen Kategorisierungsmerkmalen eines Zieles vermischt werden.
Begriffsbestimmung: Therapieziele müssen überprüfbar sein. Therapeutinnen und auch Patienten müssen überprüfen können, ob die angestrebten Ziele ganz oder teilweise erreicht worden sind. Je operationalisierter ein Ziel ist, also je konkreter es beschrieben ist, desto leichter fällt die Überprüfung. Daher lassen sich Feinziele in der Regel leichter überprüfen als Grobziele.
Unterschied zur bisherigen Begriffsbestimmung: Wird die Überprüfbarkeit als eigenständiger Aspekt benannt, ist deutlich, dass jedes Therapieziel, gleich welcher Kategorisierung, immer wieder überprüft werden muss. Erstens ist es wichtig, Behandlungserfolge und -misserfolge zu erkennen und daraus Schlüsse für die nächste Therapieeinheit und den weiteren Behandlungsverlauf zu ziehen. Zweitens müssen Therapieziele immer wieder auf ihre Erreichbarkeit hin überprüft und nötigenfalls verändert werden.

7.2.8 Einteilung nach „zeitlicher Nähe“

⇨ Die Kategorie „zeitliche Nähe“ muss sich eindeutig ausschließlich auf den zeitlichen Ablauf der Therapie beziehen.
Begriffsbestimmung: Die Ziele können patientenspezifisch nach zeitlicher Nähe in lang-, mittel- und kurzfristig zu erreichende Ziele eingeteilt werden.
Sie beziehen sich einerseits auf Entwicklungen (zuerst Laufen am Handlauf, dann einige Schritte frei) und andererseits auf willkürlich gewählte Abfolgen (erst das sichere Rollstuhl fahren, dann Verbesserung der Armfunktion).
Die Einteilung dient der Übersichtlichkeit der zeitlichen Gliederung und damit der Zeitplanung der Therapie.
Unterschied zur bisherigen Begriffsbestimmung: (siehe 3.3)
Vorrangigkeiten und Bedingungsebenen werden separat benannt und bilden keine verborgene Hierarchisierung.
Zur besseren Übersicht können mittelfristige Ziele ergänzt werden.

Die Begriffe „zeitliche Nähe“ und „Grad der Konkretheit“ sind nicht mehr synonym. So können auch Feinziele erst in einiger Zeit angestrebt werden und sind somit Fernziele.

7.3 Selektion und Hierarchisierung von Zielen

⇨ Sind mehr Ziele vorhanden, als in der voraussichtlichen Behandlungsdauer erreicht werden können, müssen sie nach nachvollziehbaren Kriterien selektiert werden können.
⇨ Es muss klare Richtlinien zur Hierarchisierung von Zielen geben.
Unterschied zum bisherigen Vorgehen: Durch Vorrangigkeiten der Handlungsziele und die Bedingungsebenen der Basisziele wird der schwierige Prozess des Selektierens und Hierarchisierens vereinfacht, da wesentliche Kriterien benannt werden, nach denen vorgegangen werden kann.
Vorrangigkeiten hierarchisieren die Handlungsziele, und die allerwichtigsten werden ausgewählt.
Für diese werden entsprechend die Basisziele ausgewählt. Die Basisziele, die nicht mit den vorrangigen Handlungszielen verbunden sind, werden zunächst aussortiert/selektiert.
Therapieziele sind nie „fest“, dies gilt vor allem auch für die Hierarchisierung und Selektion. Der Befund unterliegt einem steten Wandel, Vorrangigkeiten können sich ändern etc.
Ändert sich ein Kriterium, nach dem selektiert oder hierarchisiert wird, muss die Selektion überprüft bzw. neu vorgenommen werden.

7.4 Vorgehensweise

Es gibt viele verschiedene Arbeits- und Vorgehensweisen, die mit dem vorgestellten Konzept möglich sind.
Die Benutzerinnen können zunächst mit dem unten vorgeschlagenen Weg beginnen und sich im Laufe der Zeit eine individuelle Arbeitsweise wählen. Nachdem das Konzept jetzt ausführlich dargestellt wurde, werde ich die Vorgehensweise, die ich auch im Unterricht vorstelle, anhand einer Grafik darstellen.

VORSCHLAG ZUR VORGEHENSWEISE:

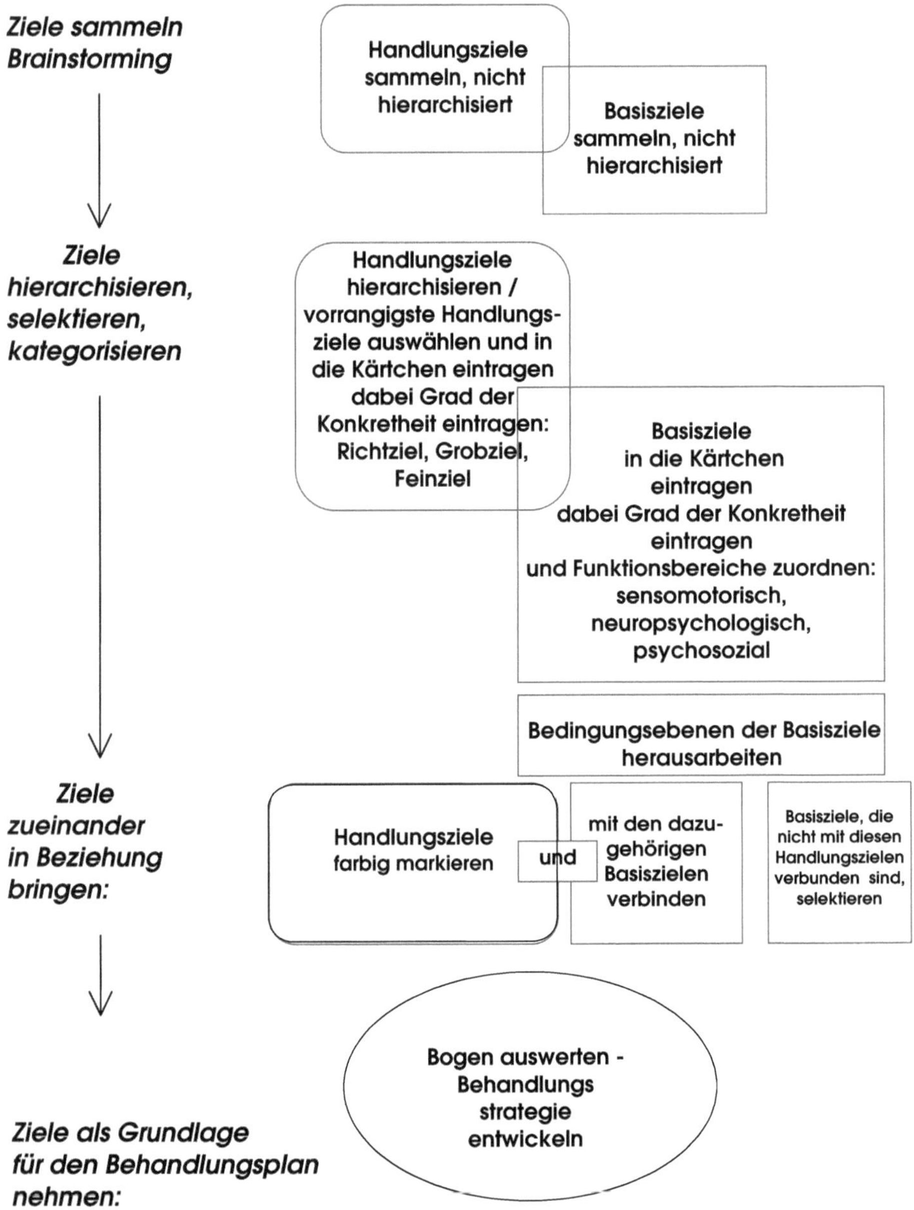

Abb. A 7

8 Der Lerninhalt „Therapieziele" - Vorschlag eines Lernzielkatalogs

Die unter Kapitel 8.1, 8.2 und 8.3 aufgeführten Lernziele werden in verschiedensten Fächern unterrichtet, die sich gegenseitig ergänzen/aufeinander aufbauen. Insbesondere sind dies zurzeit die Fächer ergotherapeutische Grundlagen, Sprache und Schrifttum, Pädagogik, fachspezifische Unterrichte: Arbeitstherapie, Pädiatrie, Geriatrie, Neurologie, Orthopädie, Psychiatrie und die Praktika/ Ausbildung am Praxisort in den verschiedenen Fachgebieten.[12]
Bisher gibt es kein durchgängiges Konzept für diesen Bereich, und auch nach Inkrafttreten der neuen APrüV ist der Lerninhalt „Therapieziele" weiterhin auf verschiedene Fächer verteilt - zumal er ja, wie schon vorne erwähnt, als Lerninhalt nicht explizit aufgeführt wird. Es wäre eine lohnende Aufgabe, für die Vermittlung von Therapiezielen in der Ergotherapieausbildung ein fächerübergreifendes Curriculum zu erstellen.
Ein Anfang hierfür könnte folgender Lernzielkatalog sein.
Für alle im Folgenden erwähnten Ziele gilt, dass sie bis zum Examen erreicht sein sollen. Im Verlauf der Ausbildung müssen sie jeweils dem Ausbildungsstand entsprechend erfüllt werden können.

8.1 Richtziele

Die Schülerinnen sollen

- Therapieziele patientenorientiert formulieren, hierarchisieren und selektieren können.
- sich im breiten Feld der Kategorisierungs- und Hierarchisierungs- und Selektionsmöglichkeiten ausreichend sicher bewegen und die für den jeweiligen Bedarf geeigneten auswählen können.
- die wesentlichen Kriterien unterschiedlicher Kategorisierung, Hierarchisierung und Selektion in den Fachbereichen benennen können.

12 Nach Inkrafttreten der neuen APrüV werden die Unterrichtsinhalte der veränderten Fächerklassifizierung angepasst. Der Lerninhalt „Therapieziele" wird weiterhin auf verschiedene Fächer verteilt sein.

8.2 Fachübergreifende Grobziele

Die Schülerinnen sollen

- die Bedeutung der Therapieziele als Schnittstelle zwischen Befunderhebung und Behandlungsplanung und ihre zentrale Bedeutung für die ergotherapeutische Behandlung kennen.
- durch sorgfältige Zielstellung die Therapie auf die Bedürfnisse der Patienten abstimmen können.
- Ziele aus dem Befund und der daraus folgenden Befundbewertung richtig erstellen können.
- den Therapiezielen entsprechend die adäquaten Behandlungsmethoden und -inhalte folgerichtig auswählen können.
- Therapieziele zur Prüfung von Erfolg oder Misserfolg selbst durchgeführter oder beobachteter Behandlungen nutzen und daraus Schlüsse für den weiteren Behandlungsverlauf ziehen können.
- Therapieziele als ein Instrument der Qualitätssicherung kennen und einsetzen können.
- Therapieziele operational formulieren können.
- Therapieziele nach dem Grad der Konkretheit in Richt-, Grob- und Feinziele einteilen können und
- die Vor- und Nachteile dieser Kategorisierung benennen können.
- Therapieziele nach zeitlicher Nähe in Fern- und Nahziele einteilen können und
- die Vor- und Nachteile dieser Kategorisierung benennen können.
- Therapieziele nach Fähigkeitsbereichen ordnen können.
- den Unterschied von Lern- und Therapiezielen grob beschreiben können.
- Strategien zur Hierarchisierung von Therapiezielen kennen und anwenden können.
- Strategien zur Selektion von Therapiezielen kennen und anwenden können.

8.3 Grobziele für die neurologische Ergotherapie und angrenzende Bereiche[13]

Die Schülerinnen sollen

- Therapieziele nach Handlungszielen und Basiszielen ordnen können und
- Basisziele folgerichtig aus den Handlungszielen entwickeln können.
- Basisziele nach sensomotorischen, neuropsychologischen und psychosozialen Fähigkeitsbereichen ordnen können.
- Therapieziele nach Bedingungsebenen hierarchisieren können.
- Handlungsziele nach Vorrangigkeit hierarchisieren können.
- Basisziele entsprechend der gewählten Handlungsziele selektieren können.
- Therapieziele nach zeitlicher Nähe in Blöcken zusammenfassen können.
- die Erreichbarkeit von Zielen innerhalb einer bestimmten Zeitspanne für ausgewählte Störungsbilder grob abschätzen können.

9 Unterricht

9.1 Anwendung des Modells im Unterricht „fachspezifische Neurologie“ am Beispiel einer Unterrichtseinheit

Im Folgenden stelle ich eine mögliche Umsetzung des Themas „Erstellung und Vermittlung von Therapiezielen“ im Unterricht vor.
Hierbei beziehe ich mich auf die Schule für Ergotherapie an der Wannseeschule, Berlin.[14]
Es ist geplant, dieses Konzept in den Unterricht „fachspezifische Behandlungstechniken in der Neurologie“ aufzunehmen, auf diesen Unterricht bezieht sich die folgende Unterrichtsplanung.

---

13 Entsprechende fachbezogene Lernzielkataloge zum Themenkomplex Therapieziele müssten für die anderen Fachbereiche ebenfalls aufgestellt werden.

14 Das gesamte Kapitel 9 bezieht sich auf den Stand vom Sommer 1998. Zur Umsetzung des Konzeptes und Erfahrungen damit siehe S. 76 ff.

Zunächst soll ein Ausbildungsjahrgang so unterrichtet werden. Anschließend wird eine Auswertung erfolgen, die sich einerseits auf das Unterrichtsfach selbst, andererseits auch auf die Auswirkungen auf den gesamten Ausbildungsverlauf bezieht. Da ich das Fach dreimal pro Ausbildungsjahrgang unterrichte, also auch den geplanten Unterricht dreimal durchführen werde, beziehe ich mich in der folgenden Unterrichtsplanung auf den gesamten Kurs.
Es würde sich außerdem empfehlen, das Konzept zu einem früheren Zeitpunkt der Ausbildung bereits in Grundzügen vorzustellen, z.B. im Fach „ergotherapeutische Grundlagen", und es dann im Laufe der Ausbildung zu vertiefen. Wie und ob dieses umgesetzt wird, soll nach Fertigstellung dieser Arbeit im Kollegium besprochen werden.

9.1.1 Bedingungsanalyse

Rahmenbedingungen

Institutionelle Bedingungen/Ausbildungsorganisatorische Aspekte

Ein Ausbildungsjahrgang besteht aus einem Kurs à 20 Teilnehmerinnen. Sie befinden sich am Ende des zweiten beziehungsweise im dritten Ausbildungsjahr. Innerhalb eines Jahres absolvieren sie drei je dreizehnwöchige Praktika in den Bereichen motorisch-funktionell (Neurologie oder Orthopädie), Psychiatrie oder fakultativ (Pädiatrie oder Geriatrie).
Der Unterricht wird praktikumsbegleitend an einem Schultag pro Woche erteilt. Hierzu wird der Kurs vormittags in 3 Kleingruppen à 6-7 Schülerinnen aufgeteilt (Neurologie, Pädiatrie, Psychiatrie), nachmittags findet der Unterricht in zwei Gruppen à 10 Schülerinnen statt (Orthopädie, Geriatrie).
Das Unterrichtsfach „fachspezifische Behandlungstechniken in der Neurologie" umfasst insgesamt 52 Unterrichtsstunden, die in 13 Unterrichtseinheiten à 4 Unterrichtsstunden unterrichtet werden.
Der Zeitpunkt des Unterrichtes ist ca. die 7. und 8. von 13 Unterrichtseinheiten und wird die vier Unterrichtsstunden in der ersten und ca. 30 min. in der zweiten beschriebenen Unterrichtseinheit in Anspruch nehmen.
Alle Teilnehmerinnen des Neurologieunterrichtes betreue ich als BePrA[15], auch wenn sie im Orthopädiepraktikum sind. Hierdurch bin ich auch Ansprechpartnerin für die Berichte.

15 Betreuerin in der praktischen Ausbildung/betreuende Lehrkraft der Schule

Räumliche Bedingungen und Lehrmaterialien/Medien

Der Unterricht findet in einem der Theorieräume der Schule statt. Im Raum befindet sich eine Tafel; eine Leinwand und ein Overheadprojektor können bei Bedarf geholt werden.

Einbettung des Unterrichtes in den Gesamtausbildungsplan

Die Grundlagenunterrichte und medizinischen Fachunterrichte wurden erteilt und sind größtenteils abgeschlossen.

Die Grundlagenfächer, in denen Therapieziele und Lernziele behandelt werden, sind Pädagogik, ergotherapeutische Grundlagen und Sprache und Schrifttum. Hier wurden die Teilnehmerinnen in Lernzielen, in der Ermittlung von Zielen durch Befragung von Patienten, Angehörigen und Absprachen im interdisziplinären Team und im Schreiben von Berichten unterrichtet. Es wurde ihnen vor allem die Kategorisierung der Ziele nach dem Grad der Konkretheit und der zeitlichen Nähe vermittelt.

Im Fach „ADL", welches ich ebenfalls unterrichte, habe ich den Teilnehmerinnen direkt vor Beginn des ersten BT-Praktikums das Therapiezielmodell in Grundzügen vorgestellt.

Weitere Fächer, in denen vor allem patienten- und störungsbildbezogen auf Therapieziele eingegangen wird, sind (je nachdem, ob der erste, zweite oder dritte Durchgang unterrichtet wird) abgeschlossen, werden parallel unterrichtet oder folgen in diesem Ausbildungsjahr, nämlich fachspezifische Pädiatrie, Geriatrie, Orthopädie, Psychiatrie und zwei Praktika in den genannten Fachgebieten.

Im Rahmen des Arbeitstherapieunterrichtes und in zwei Arbeitstherapiepraktika haben alle Teilnehmerinnen zwei Arbeitstherapieberichte geschrieben, in denen sie Therapieziele für die Patienten formuliert haben, zum Teil auch als Gruppenziele und nicht auf einzelne Patienten bezogen.

Je nachdem, ob die Teilnehmerinnen im ersten, zweiten oder dritten Durchgang im Neurologie-Unterricht sind, haben sie noch keinen, schon einen oder zwei Berichte über je einen Patienten/eine Patientin in den anderen Praktika geschrieben und hierbei Therapieziele formuliert.

Nach dem „Praktikumsjahr" findet ein dreimonatiger Schulblock statt, in dem noch nicht abgeschlossene Fächer zu Ende unterrichtet werden, Wiederholungsunterricht erteilt wird und die Teilnehmerinnen auf das Examen vorbereitet werden. Hier erfolgt im Rahmen der Wiederholungsunterrichte eine erneute kurze Auseinandersetzung mit dem Thema „Therapieziele".

Gruppe und Teilnehmerinnenvoraussetzungen

Gruppe

Bei der zu unterrichtenden Gruppe handelt es sich um jeweils eine Kleingruppe von 6 - 7 von insgesamt 20 Teilnehmerinnen.
In der Gesamtgruppe sind 4 Männer und 16 Frauen im Alter von 21 bis zu 46 Jahren.

Teilnehmerinnen

Die Teilnehmerinnen befinden sich alle im Praktikum - entweder in der Neurologie oder der Orthopädie. Sie behandeln 3 - 4 Einzelpatienten und ggf. eine Gruppe, sind also mit der Anforderung, für einzelne Patienten eine Behandlungsplanung zu erstellen und Einzelbehandlungen durchzuführen, vertraut.
Die Einrichtungen, in denen die Teilnehmerinnen sich befinden, sind sehr unterschiedlich und reichen vom Akutkrankenhaus über stationäre und tagesklinische Rehabilitation bis zur ergotherapeutischen Praxis. In den verschiedenen Institutionen befinden sich demgemäß Patienten in unterschiedlichen Stadien der Rehabilitation.
In den Einrichtungen ist die Arbeitsweise der Ergotherapeutinnen, der Wissensstand der Anleiterinnen und die Art der Behandlungsplanung sehr unterschiedlich. Nur einzelne Anleiterinnen formulieren explizit Therapieziele für ihre Patienten. Hierdurch ist fast allen Teilnehmerinnen das genaue Erstellen von Therapiezielen in der Neurologie/Orthopädie kaum vertraut.

9.1.2 Sachanalyse - Ergänzungen

Kurzdarstellung des Themas

Der Lerninhalt „Therapieziele“ ist bisher ausführlich beschrieben und erörtert worden. Aus diesem Grunde verzichte ich auf eine erneute Darstellung.

Bezug zum Gesamtfach / Vorausgegangene und folgende Unterrichtsinhalte im Fach „fachspezifische Neurologie“

Der fachspezifische Unterricht wird an unserer Schule in allen Fächern sehr teilnehmerinnenorientiert durchgeführt. Dies liegt im Schulkonzept begründet und wird durch die Konstruktion des praktikumsbegleitenden Unterrichtes noch verstärkt. Als Folge hieraus lege ich kein differenziertes Verzeichnis vor, welche der vorgesehenen Inhalte zum Zeitpunkt der geplanten Unterrichtseinheiten schon unterrichtet wurden, sondern gehe vom durchschnittlichen Verlauf dieses Unterrichtsfaches aus.

In den vorangegangenen Unterrichtseinheiten wurden Befunderhebung und Behandlung von motorisch-funktionellen Störungen bei verschiedenen neurologischen Krankheitsbildern in Theorie und Praxis vermittelt. Der Schwerpunkt liegt bei Patienten mit Hemiplegie. Verschiedene Behandlungskonzepte wurden vorgestellt und auf Literatur verwiesen.
Hierbei wird, wo immer möglich, auf Beispiele der Teilnehmerinnen zurückgegriffen. In diesem Rahmen werden jeweils patientenbezogene Ziele formuliert und mit ihnen gearbeitet. Hierbei handelt es sich sehr häufig um Basisziele. Das Störungsbild „Neglect“ und seine Behandlung wurde zumindest grundlegend unterrichtet.
Als weiterer Unterrichtsinhalt wurde die Gliederung des Praktikumsberichtes besprochen. Die meisten Teilnehmerinnen haben zum Zeitpunkt der beschriebenen Unterrichtseinheit den Bericht schon begonnen (Anamnese und Befunderhebung), aber für den dort beschriebenen Patienten/die Patientin noch keine Befundbewertung oder Ziele erstellt.
Eine Unterrichtseinheit vor der beschriebenen wird unter anderem das Thema „Befundbewertung“ unterrichtet. Hierzu wird eine Kopie des Kurzbefundes von Frau L. ausgeteilt, die Befundbewertung erarbeitet und die erworbenen Kenntnisse anschließend auf weitere Beispiele übertragen. Hierfür ist insgesamt circa eine Unterrichtsstunde vorgesehen. Als Hausaufgabe sollen die Teilnehmerinnen die Seiten über Therapieziele im „Reader“, die Unterlagen aus dem ADL- Unterricht und ggf. Unterlagen aus anderen Unterrichten (nochmals) lesen.
Im weiteren Verlauf des Unterrichtsfaches werden die weiteren neuropsychologischen Störungen und ihre ergotherapeutische Behandlung besprochen sowie die Behandlung motorisch-funktioneller Störungen vertieft.

9.1.3 Tabelle zur Strukturplanung

Erste Unterrichtseinheit

Unterrichtsphase	Zeit	Lerninhalte	Lernziele	Methoden/ Sozialform	Medien	zu beachten/ Bemerkungen
Einstieg	5 min	Begrüßung, Übersicht über den Ablauf der Unterrichtseinheit	Kenntnis des geplanten Ablaufes	Lehrerinnen vortrag, Plenum		
Anfangsrunde	20 min	ggf. Fragen zur letzten Unterrichtseinheit, neuester „Stand" in den Praktika - Abklärung des Gesprächsbedarfs, Klärung wichtiger Fragen	ggf. Festigung von Lernzielen der letzten Unterrichtseinheit Kenntnis über den „Stand" der anderen Teilnehmerinnen,	Unterrichtsgespräch, Plenum		
Erarbeitungsphase	20 min	Wissensstand der Teilnehmerinnen zum Thema Therapieziele - „Auffrischung" des Themas	- ...die Bedeutung der Therapieziele als Schnittstelle zwischen Befunderhebung und Behandlungsplanung und ihre zentrale Bedeutung für die ergotherapeutische Behandlung benennen. -... die wesentlichen Kriterien von Kategorisierung und Hierarchisierung erinnern - grobe Kenntnis über Unterschiede der Kategorisierung und Hierarchisierung in den unterschiedlichen Fachbereichen		mitgebrachte Unterlagen der Teilnehmerinnen OH-Projektor, OH-Folie und -Stift	auf Beiträge aller Teilnehmerinnen achten, ggf. direkt ansprechen

Unter-richts-phase	Zeit	Lerninhalte	Lernziele	Methoden/ Sozialform	Medien	zu beachten/ Bemerkungen
weiter Erarbei-tungs-phase	30	Vorstellung der in meinem Konzept verwendeten Begriffe / Begriffsbestimmungen Einführung der Begriffe Handlungsziele, Basisziele; Bedeutung von Vorrangigkeit und Bedingungsebene Konkretisierung der Kategorisierungen nach „Grad der Konkretheit" und „zeitliche Nähe"	-... Therapieziele nach Handlungszielen und Basiszielen ordnen können -... Handlungsziele nach Vorrangigkeit hierarchisieren können -... Basisziele nach Bedingungsebenen hierarchisieren können -... Therapieziele nach dem Grad der Konkretheit in Richt-, Grob- und Feinziele einteilen können -... Therapieziele nach zeitlicher Nähe in Fern-, mittelfristige - und Nahziele einteilen können	Lehrerinnen-vortrag Plenum	OH-Projektor, Folien: „verschiedene Betrachtungsweisen.."	klare, durchschaubare Struktur beibehalten! Unklarheiten sofort klären
	15	Therapieziele und Befund-bewertung von Frau L. „Schreiben sie ,während ich vorlese, Ziele für Frau L. auf,. Benutzen Sie für jedes Hand-lungsziel / Basisziel einen passenden Zettel. Wenn sie sich nicht entscheiden können, nehmen sie einen neutralen".	- ...Ziele aus dem Befund und der daraus folgenden Befundbewertung richtig erstellen können -... Therapieziele operational formulieren können -... Therapieziele nach Handlungszielen und Basiszielen ordnen können	Lehrkraft liest vor Einzelarbeit in der Gruppe	Arbeitsblatt mit Beispiel von Frau L. Befundbewertung aus der letzten Unterrichtseinheit viele DIN A 6 Zettel mit kopierten Rahmen (siehe Anlage), einige leere Zettel	langsam! Pausen! Falls das Vorlesen nicht hilfreich ist, sondern stört: alleine vom Arbeitsblatt übertragen lassen
	15	Pause				

Unter-richts-phase	Zeit	Lerninhalte	Lernziele	Methoden/ Sozialform	Medien	zu beachten/ Bemerkungen
Festi-gung, Anwen-dung	5	„Kennzeichnen Sie alle Basisziele nach den Fähigkeitsbereichen"	-... Basisziele nach sensomotorischen, neuropsychologischen und psychosozialen Fähigkeits-bereichen ordnen können	Einzelarbeit in der Gruppe		
	5	Kategorisierung nach Grad der Konkretheit „Bitte kennzeichnen Sie jedes Handlungs- oder Basisziel: Richtziele mit R, Grobziele mit G und Feinziele mit F"	-... Therapieziele nach dem Grad der Konkretheit in Richt-, Grob- und Feinziele einteilen können	Einzelarbeit in der Gruppe	Zettel mit Zielen	
	20	„Gehen Sie in PartnerInnen-arbeit die Ziele und Kategorien durch, besprechen und ergänzen Sie ggf."	s.o.	PartnerInnen-arbeit		ggf. andere Räume dazu nehmen
	15	Zusammenfassung, Klärung von Fragen		Unterrichts-gespräch Plenum	ggf. OH-Projektor, Folien: „verschiedene Betrachtungsweisen.. „ „Handlungsziele" „Basisziele"	Bei Unklarheiten in Zuordnung, Kategorisierung, Formulierung werden ggf. einige Ziele exemplarisch von mir in die Folien geschrieben
Erarbei-tung	10	Bedingungsebenen der Basisziele von Frau L., Befundbewertung	-... Basisziele auf der Grundlage der Befundbewertung nach Bedingungsebenen hierarchisieren können		OH-Projektor, Basisziele auf Folie (jeweils in einen Rahmen geschrieben), bunte Pfeile auf Folie	Die Zielkärtchen werden so lange geschoben/ zueinander in Beziehung gesetzt, bis Einigkeit herrscht. Ggf. mit Pfeilen unterstützen

Unter-richts-phase	Zeit	Lerninhalte	Lernziele	Methoden/ Sozialform	Medien	zu beachten/ Bemerkungen
weiter Erarbei-tung	15	„Legen Sie pro Paar einen Satz Karten auf einen Bogen. Jedes Handlungsziel wird je farbig markiert, zu den entsprechenden Basiszielen werden farbige Linien gezogen"	-... Basisziele und Handlungsziele zueinander in Beziehung bringen können	PartnerInnen-arbeit in der Gruppe	Karten der Teilnehmerinnen, DinA3 Papier, farbige Stifte, Tesafilm	Zielkärtchen so festkleben lassen, dass sie ggf. wieder gelöst werden können
	10	Arbeitsauftrag für Hausaufgabe: Selektion der Basisziele durch die Auswahl von zwei vorrangigen Handlungszielen. Bedeutung für Behandlungsplan	-... Handlungsziele nach Vorrangigkeit hierarchisieren können -..Basisziele folgerichtig aus den Handlungszielen entwickeln können und -...die Basisziele dementsprechend selektieren können -...Hauptstrukturen der Behandlung auf dieser Grundlage entwickeln können	Lehrerinnen-vortrag Plenum		zwei Handlungsziele: Toilettengang und X (je ein weiteres Handlungsziel pro Paar) Hinweis: Ergebnis-dokumentation: Zielkärtchen auf DIN A 3 Blatt, Behandlungsplan mündlich
Schluss-phase	10	kurze Reflexion der Unterrichtseinheit, ggf. Fragen, Organisatorisches, Verabschiedung		Unterrichts-gespräch Plenum		

nächste Unterrichtseinheit

Unter-richts-phase	Zeit	Lerninhalte	Lernziele	Methoden/ Sozialform	Medien	zu beachten / Bemerkungen
Einstieg	5 min	Begrüßung, Übersicht über den Ablauf der Unterrichtseinheit	Kenntnis des geplanten Ablaufes	Lehrerinnen-vortrag Plenum		
Anfangs-runde	20 min	„neuester Stand" in den Praktika, - Abklärung des Gesprächsbedarfs, Klärung wichtiger Fragen	ggf. Festigung von Lernzielen anderer Unterrichtseinheit Kenntnis über den „Stand" der anderen Teilnehmerinnen	Unterrichts-gespräch Plenum		
Arbeits-phase	40	Arbeitsergebnisse der Paare Vergleich der Unterschiede der Behandlung(splanung) aufgrund verschiedener Handlungsziele	-... Auswirkungen der Selektion auf Behandlungsplanung und Behandlungsergebnis (grob) abschätzen können	Präsentation der Arbeits-ergebnisse, anschließend Unterrichts-gespräch Plenum	Arbeitsergebnisse auf Din A3 Bögen, aufgehängt oder ausgelegt	klare, durchschaubare Struktur beibehalten! zu viele Wiederholungen vermeiden
Ab-schluss dieses Themas	10	ggf. Klärung weiterer Fragen Reflexion des Verfahrens	-... Überblick über die eigenen Kenntnisse / Schwierigkeiten in diesem Bereich erlangen -... die Vor- und Nachteile dieser Arbeitsweise für sich selbst kennen	Unterrichts-gespräch Plenum		
		nächster Unterrichtsinhalt, vorher kurze Pause				

9.1.4 Didaktischer Kommentar

Didaktische Überlegungen zum Gesamtfach

Wie oben beschrieben, führe ich den Unterricht teilnehmerinnenorientiert durch. Dies liegt im Schulkonzept begründet, wird durch die Konstruktion des praktikumsbegleitenden Unterrichtes noch verstärkt und entspricht sehr meinen Überzeugungen. Die begrenzte Zeit (52 Unterrichtsstunden sind für ein so umfangreiches Fach sehr wenig) erfordert allerdings trotzdem zum Teil eine von mir deutlich strukturierte und inhaltlich vorgegebene Unterrichtsweise. Zwischen diesen beiden Polen versuche ich eine Balance herzustellen, indem die Beispiele, die die Teilnehmerinnen einbringen, wenn möglich in das ohnehin geplante Thema einbezogen werden. So könnte zum Beispiel die Befundbewertung und Therapiezielerstellung statt für Frau L. auch für eine Patientin der Teilnehmerinnen gemacht werden. Da das Gesamtthema inklusive Befundbewertung sich ja über 3 Schultage erstreckt, können fehlende Informationen auch gut noch eingeholt werden.

Da der Unterricht in einer Kleingruppe stattfindet, bieten sich als veränderte Sozialform Einzel- und PartnerInnenarbeit an.

Die Unterrichtsstruktur hat einen wiederkehrenden Rahmen. Er beginnt mit der Anfangsrunde, in der die Teilnehmerinnen kurz den aktuellen Stand im Praktikum schildern. Zu zuvor behandelten oder auch neuen Themen können Fragen gestellt werden, je nach Planung und Situation werden sie gleich beantwortet oder es wird ein Zeitpunkt für die Beantwortung festgemacht. Für alle Beteiligten ist so deutlich, was gerade bei den Einzelnen passiert, wo die Interessenschwerpunkte oder „Brennpunkte“ liegen. Mögliche Störungen werden benannt, und jede ist schon einmal zu Gehör gekommen. Dieses wirkt sich positiv auf den weiteren Unterrichtsverlauf aus.

Die zweite Phase des Unterrichtes enthält die Erarbeitung der geplanten oder aktuell festgelegten Themen. Den Abschluss der Unterrichtseinheit bilden eine kurze Reflexion und der Ausblick auf die nächste Unterrichtseinheit. So können die Teilnehmerinnen den aktuellen Stand „abschließen“ und sich im Lauf der nächsten Woche auf das nächste Thema vorbereiten/einstellen. Nicht jedes Mal, aber doch relativ häufig, gebe ich „Hausaufgaben“ auf. Sie bestehen im Lesen bestimmter Texte, dem Ausarbeiten von Arbeitsblättern oder dem Ausprobieren bestimmter Behandlungsverfahren. Nach Absprache mit den Praktikumsanleiterinnen sollen sie während der Praktikumszeit erledigt werden.

Didaktische Überlegungen zu den beschriebenen Unterrichtseinheiten

Die Einstiegsphase besteht wie gewohnt aus der Begrüßung, einer Darstellung des geplanten Verlaufs der Unterrichtseinheit und der traditionellen Anfangsrunde. Alle Beteiligten haben die Übersicht über die bevorstehende Unterrichtseinheit einerseits und „brennende" Themen andererseits, gegebenenfalls kann die Unterrichtsplanung darauf abgestimmt werden, denn trotz der differenzierten Planung soll die Teilnehmerinnenorientierung gewährleistet bleiben.

Im ersten Teil der Erarbeitungsphase wird zunächst das gemeinsame Wissen über „Therapieziele" zusammengetragen. Das Thema wird definiert, Unklarheiten werden herausgearbeitet und unstrittige Bereiche können gleich festgehalten werden. Ich bekomme einen genauen Überblick über den Wissensstand der Teilnehmerinnen und ihre Einstellung/Stimmung hierzu. Dieses ist vor allem wegen der Komplexität des Themas wichtig und bildet die Grundlage des weiteren Unterrichtes, bei Bedarf werde ich mich immer wieder darauf beziehen. Die wesentlichen Stichworte halte ich auf OH-Folie fest.

Im nächsten Teil der Unterrichtseinheit stelle ich nach und nach mein Konzept vor. Es ist wichtig, den Teilnehmerinnen zu vermitteln, dass es sich um ein neues und damit noch nicht verbreitetes Konzept handelt.

Bei der Vorstellung der Begrifflichkeiten muss auf große Klarheit geachtet werden, Fragen müssen direkt beantwortet werden. Die Teilnehmerinnen haben die Overhead-Folie[16] als Kopie vor sich, um Kommentare mitschreiben zu können. Die komplexe, aufeinander folgende Darstellung der Begriffe ermöglicht - trotz der großen Menge der sich daraus ergebenden Lernziele - eine übersichtliche Gesamtdarstellung. Zu jedem aufgeführten Beispiel werden sofort anschließend weitere entwickelt, um den Teilnehmerinnen die aktive Umsetzung des Gelernten zu ermöglichen.

Die direkte Anwendung des Gelernten setzt sich in der nächsten Unterrichtsphase fort. Ich lese zuerst das Beispiel von Frau L. und dann die Befundbewertung aus der letzten Unterrichtseinheit langsam und mit Pausen vor. So können sich die Teilnehmerinnen auf das Formulieren der Ziele konzentrieren und müssen nicht immer wieder nachlesen. Die Einzelarbeit ist einerseits ein - fälliger - Wechsel der Sozialform und ermöglicht andererseits den Teilnehmerinnen eine gute Lernzielkontrolle.

16 Alle Folien, die im Folgenden aufgeführt werden, finden sich in der im Unterricht benutzten Reihenfolge in der Anlage.

Die anschließende Partnerinnenarbeit[17] ermöglicht die gegenseitige Korrektur der Teilnehmerinnen und sichert das Lernergebnis nochmals - in einem größeren Kurs würde sich jetzt eine Gruppenarbeit anbieten. Danach werden die Arbeitsergebnisse exemplarisch im Plenum besprochen und noch offene Fragen geklärt, dies ermöglicht mir eine Lernzielkontrolle und die Korrektur falsch verstandener Inhalte.
Alle Teilnehmerinnen verfügen jetzt über einen selbst erarbeiteten und doch vergleichbaren Satz Therapieziele für Frau L. Jede Teilnehmerin, jeder Teilnehmer hat einmal selbst alle Schritte der Zielerstellung bewältigt, gleichzeitig wurde die Grundlage für die weitere gemeinsame Arbeit gelegt.
Um die möglichen Arbeitsweisen mit den Therapiezielkarten zu verdeutlichen und die Ergebnisse zu festigen, werden drei weitere Schritte durchgeführt.
Zunächst folgt die Hierarchisierung der Basisziele nach Bedingungsebenen auf der Grundlage der Befundbewertung. Dieses wird wahrscheinlich recht unproblematisch sein. Die Diskussion um die Beziehung der Störungen zueinander hat bereits in der letzten Unterrichtseinheit zum Thema Befundbewertung stattgefunden. Hierauf wird Bezug genommen, das Lernergebnis wird kontrolliert und gefestigt. Anschließend werden die erworbenen Kenntnisse wieder erweitert: Handlungsziele und Basisziele werden miteinander in Beziehung gesetzt. Zu dieser Phase der Festigung passt Partnerinnenarbeit als Sozialform wieder gut. Ein kurzer Abgleich der Ergebnisse am Ende dieser Phase ist wichtig. Dies kann auch durch mich geschehen. Inzwischen sollten die Teilnehmerinnen mit der Arbeitsweise vertraut sein und einen Überblick über die wesentlichen Ziele von Frau L. haben. Beides zusammen bildet die Grundlage für die Hausaufgabe, in der die Selektion der Basisziele anhand der Handlungsziele geübt werden soll. Damit der Arbeitsauftrag klar ist, wird er ausführlich besprochen und ggf. mit Beispielen belegt. Ungewöhnlich ist, dass die Aufgabe wieder in Partnerinnenarbeit erledigt werden soll. Dieses hat zwei Gründe: Das „Tüfteln" geht besser zu zweit, Unklarheiten werden miteinander besprochen und, ganz pragmatisch, die Anzahl der Arbeiten, die beim nächsten Mal vorgestellt werden, bleibt auf höchstens 3 beschränkt. Mit diesen Ergebnissen kann wesentlich leichter gearbeitet werden.
In der nächsten Unterrichtseinheit werden die Arbeiten von den einzelnen Teilnehmerinnen kurz vorgestellt. Wichtig ist, dass die Gratwanderung zwischen

17 Bei ungerader TeilnehmerInnenzahl wird eine Dreiergruppe gebildet.

klarer, übersichtlicher und dennoch kurzer Darstellung gelingt. Durch Fragen und Strukturhilfen kann ich diesen Prozess beeinflussen. Für mich hat dieser Teil des Unterrichtes eine Doppelfunktion, da er eine Lernzielkontrolle ermöglicht und mir zeigt, ob und gegebenenfalls welche Inhalte nochmals verdeutlicht werden müssen. Direkt daran anschließend, teils auch sicher damit verbunden, sollen die Unterschiede für den Behandlungsplan durch die unterschiedlichen Handlungsziele gemeinsam herausgearbeitet werden. Hierdurch wird die Bedeutung der Selektion und Hierarchisierung sehr deutlich. Die Arbeitsergebnisse werden hierzu weiter genutzt. Die Bedeutung dieses Unterrichtsschrittes liegt für mich vor allem auch darin, den Teilnehmerinnen zu verdeutlichen, dass sorgfältige und verantwortungsbewusste Therapieplanung ein spannender und kreativer Prozess ist, der durchaus Spaß machen kann.
Den Abschluss bildet eine kurze Schlussbetrachtung - wieder im Unterrichtsgespräch. Die Lernziele „-... Überblick über die eigenen Kenntnisse und Schwierigkeiten in diesem Bereich erlangen" und „-... die Vor- und Nachteile dieser Arbeitsweise für sich selbst kennen" sind deshalb so wichtig, weil sie die Grundlage für das weitere eigenständige Erarbeiten/Sichern des Themas bilden.

9.2 Anwendung des Modells im Unterrichtsfach „fachspezifische Neurologie" am Beispiel des Praktikumsberichtes

9.2.1 Grundüberlegungen

Die Teilnehmerinnen schreiben pro Praktikum je einen Bericht für einen Patienten/ eine Patientin. Die Schwerpunkte der Berichte sind an der Wannseeschule fachspezifisch verschieden; im „motorisch-funktionellen" Bericht liegt der Schwerpunkt auf den Behandlungsverfahren und der Zielerstellung.
Der Bericht wird meist in der Mitte des Praktikums begonnen, sodass der Unterricht zu den Zielen stattfindet, während die Teilnehmerinnen den Bericht schreiben und sich hierbei auch über die Ziele der Berichtspatienten Gedanken machen. Diese Nähe ist methodisch gut nutzbar und didaktisch sinnvoll.
Im Praktikumsbericht werden immer auch die Ziele für die Patienten beschrieben, hierarchisiert und selektiert. Wie ich schon im Kapitel 2.1: „Häufig auftretende Schwierigkeiten bei der Zielsetzung" beschrieben habe, fällt dieser Teil des Berichtes den Teilnehmerinnen besonders schwer.

Daher habe ich die Berichtsgliederung dem beschriebenen Konzept angepasst. Hierzu empfehle ich dieselbe Reihenfolge wie im Unterricht, zur Übersicht bekommen die Teilnehmerinnen die Grafik „Vorschlag zur Vorgehensweise“ (S. 44) ausgehändigt.

9.2.2 Berichtsgliederung: Auszug[18]

IV ZIELE
- Handlungsziele (Sammlung, nicht hierarchisiert)
- Basisziele (Sammlung, nicht hierarchisiert), nach Funktionsbereichen geordnet: sensomotorisch, neuropsychologisch, psychosozial.
- Die vorrangigsten Handlungsziele sollen in den Bogen „Ziele“ eingetragen werden. Die Basisziele, die sich darauf beziehen, sollen, unter Berücksichtigung der Bedingungsebenen, ebenfalls eingetragen und beides farbig zugeordnet werden. Im Bogen soll bei jedem Ziel eingetragen werden, ob es sich um ein Richt-, Grob- oder Feinziel handelt; bei den Basiszielen auch den Funktionsbereich zuordnen.
- Kurze Begründung der Hierarchisierung und Selektion!

9.2.3 Didaktischer Kommentar

Die Erstellung, Hierarchisierung und Selektion der Ziele für die Berichtspatientin/den Berichtspatienten nach der beschriebenen Vorgehensweise ist praxisorientiert und soll die Teilnehmerinnen bei dieser Aufgabe unterstützen.
Das Verfahren ist aus dem Unterricht bekannt und kann von den Teilnehmerinnen sofort übertragen werden. Anhand der Unterrichtsaufzeichnungen können sie, jetzt für die vertrauten Patienten, die Ziele leichter formulieren und dann ordnen, hierarchisieren, selektieren.
Ich empfehle, dieses Verfahren nicht nur für den Bericht, sondern auch bei weiteren Patienten anzuwenden, um Sicherheit und eine gewisse Routine zu erhalten - und vor allem, um auch für diese Patienten die Behandlung gezielter planen zu können. Gleichzeitig gibt der Bericht mir die Möglichkeit einer Lernzielkontrolle für die beschriebenen Unterrichtseinheiten.

18 Die vollständige Berichtsgliederung findet sich in der Anlage (Anhang A 5, S. 70 - 73).

Einige der Anleiterinnen kennen das Konzept aus Fortbildungen, anderen ist diese Denk- und Arbeitsweise noch nicht bekannt. Daher sind manche Teilnehmerinnen bei Fragen zunächst auf Kurskolleginnen oder mich angewiesen. Dieses Problem soll dadurch gelöst werden, dass das Konzept bei einem Anleiterinnentreffen vorgestellt und besprochen wird.

10 Anwendung des Modells in Fortbildungen

Es gibt viele Anwendungsmöglichkeiten des Konzeptes in Fachfortbildungen für Ergotherapeutinnen. Leider würde es den Rahmen dieser Arbeit sprengen, hierauf genauer einzugehen, obwohl gerade dieses Gebiet sehr spannend ist und ich bereits einige Erfahrungen bei der Anwendung sammeln konnte.
Ich beschränke mich daher auf eine kurze Darstellung verschiedener Anwendungsbereiche.
Der Grund, dieses Thema auch in Fachfortbildungen zu unterrichten, liegt auf der Hand. Gerade in Zeiten der kürzer werdenden Verweildauer der Patienten sind die Ergotherapeutinnen dem Druck ausgesetzt, schnell zu praktikablen und Erfolg versprechenden Behandlungsergebnissen zu kommen. Zudem besteht das Bedürfnis, sich im interdisziplinären Team stärker mit ergotherapie*spezifischen* Inhalten einzubringen. Hier wird also auch noch eine berufspolitische Komponente deutlich: Handlungsbezogenheit in Zielerstellung und Behandlung ist ein Schwerpunkt ergotherapeutischer Arbeit und kann so wieder mehr in den Blick genommen werden.
Seit der Entstehung des Konzeptes habe ich es bei Fachfortbildungen zu verschiedenen Themen vorgestellt und angewandt.
Einerseits geschah dieses bei Fortbildungen zu neuropsychologischen Themen bei der Erarbeitung von Zielen für Patienten bestimmter Störungsbilder. Hier stellte sich heraus, dass die Behandlung von den Teilnehmerinnen genauer geplant werden konnte und vor allem die Handlungsfähigkeit der Patienten besser beachtet wurde. Oft wird diese vernachlässigt, gerade bei Fortbildungen, die sich auf einzelne Basisdefizite (z.B. Apraxie oder Neglect) beziehen. Durch die Gegenüberstellung

von Handlungs- und Basiszielen wird deren Zusammenhang wieder deutlich. Die Teilnehmerinnen gaben deutliche Rückmeldungen, diese Grundgedanken in ihre Arbeit aufnehmen zu wollen.
Bei Fortbildungen zum Thema „Keine Zeit - was tun? Neue Anforderungen an die Therapie durch kurze Verweildauer der Patienten" standen neben abteilungsorganisatorischen Aspekten patienten- und handlungsorientierte, effektive Therapien im Mittelpunkt. Ein Kernstück dieser Fortbildungen war die Vermittlung des Konzeptes und die anschließende Anwendung auf verschiedene Patientenbeispiele. Hinzu kamen Bögen zur Behandlungsplanung und -dokumentation, die sich ebenfalls auf das Konzept beziehen.

Das Konzept lässt sich in Fortbildungen deshalb so gut anwenden, weil es sich sowohl patientenspezifisch anwenden lässt als sich auch auf einer Metaebene betrachtet als grundsätzliche Denkweise anbietet, bzw. Denk- und Arbeitsstrukturen deutlich macht.

11 Anhang A

Teil 1

Patientin: Frau L., 62 Jahre, Rechtshänderin
lebt in Partnerschaft, zwei erwachsene Kinder
Sachbearbeiterin beim Wohnungsamt, seit einem Jahr berentet

Diagnose: Hemiparese links und Neglect nach links nach frontoparietalem Hirninfarkt rechts
Das Ereignis war vor vier Wochen. Seit 4 Tagen befindet sich Frau L. in einer Reha- Klinik, zunächst wurden 26 Tage bewilligt.
Kurzbefund: Frau L. ist eine große, zierliche Frau, die einen gepflegten Eindruck macht. Sie ist freundlich und zugewandt und unterhält sich mit Mitpatienten, sitzt aber auch oft alleine und denkt nach. Dabei macht sie einen niedergeschlagenen Eindruck.
Frau L. hat eine Hemiparese der linken Seite. Ihr Rumpf ist insgesamt etwas hypoton, links mehr als rechts, wo zeitweilig ein kompensatorischer Hypertonus auftritt. Frau L. kann frei sitzen. Mit Hilfe kann Frau L. stehen, angelehnt sogar einige Zeit alleine, wobei sie das nach einiger Zeit sehr anstrengt. Frau L. läuft mit viel Hilfe; sie ist zurzeit auf den Rollstuhl angewiesen, den sie alleine vorwärts bewegen kann. Beim Rangieren wird sie manchmal durch den Neglect eingeschränkt. Dieser betrifft sowohl den Körper als auch den visuellen Bereich: Die linke Körperhälfte „vergisst" sie manchmal, bei Stress zum Beispiel klemmt sie sich unbemerkt ihre Hand. Gravierend ist auch der visuelle Neglect, da sie oft Gegenstände im linken Halbraum nicht beachtet. So fährt sie z.B. mit dem Rollstuhl gegen Tische oder den Türrahmen und bemerkt erst nach einiger Suche, warum sie nicht vorwärts kommt. Frau L. weiß um den Neglect und ist dabei, ein Störungsbewusstsein zu entwickeln. Wegen des Neglectes und der mangelnden Sicherheit im Stand ist Frau L. bei allen Transfers noch auf Hilfe angewiesen.
Den linken Arm und die Hand kann Frau L. zurzeit nicht einsetzen. Nach einer zunächst kompletten Plegie ist der Arm jetzt zwar noch hypoton, erste Bewegungen im Schulter-, Arm- und Handbereich sind aber schon möglich.
Die Oberflächen- und Tiefensensibilität der linken Seite sind, soweit vom Neglect abgrenzbar, ohne Befund.

In den ADL ist Frau L. teilweise selbständig, teilweise auf Hilfe angewiesen. Beim Duschen und vor allem beim Toilettengang braucht sie Hilfe, beim Anziehen braucht sie Unterstützung beim Hose hochziehen und jemanden, der mit ihr zusammen den Sitz der Kleidung kontrolliert. Sonst ist sie in den Körperpflege-ADL selbständig. Alle Mahlzeiten isst Frau L. selbständig, wenn das Fleisch geschnitten ist und mit ihr zuvor der Tisch „erkundet" wurde. Mit dem Einhänderbrett kann Frau L. sich Brot zubereiten.

Alle ADLs sind recht mühsam und dauern recht lange, aber Frau L. legt großen Wert auf ihre Selbständigkeit und nimmt sich die Zeit hierfür.

Mit ihrem Mann und einem Hund lebt Frau L. in einer 5-Zimmer-Wohnung mit Balkon im 1. Stock eines Altbaus. Ein Fahrstuhl ist vorhanden. Bad und Küche sind mit dem Rollstuhl befahrbar, zum Balkon und zur Toilette sind einige Schritte nötig, wobei jeweils an der Wand Haltegriffe angebracht werden können. Da Frau L. immer berufstätig war, haben ihr Mann und sie sich die anfallenden Hausarbeiten geteilt.

Frau L. hat einen großen Bekanntenkreis und zwei enge Freundinnen. Ihr Sohn lebt in der Nähe. Herr L., der 5 Jahre jünger ist als seine Frau, ist berufstätig.

Seit ihrer Berentung betreut Frau L. tagsüber ihre dreijährige Enkeltochter, was sie ausgesprochen gerne macht.

Frau L. hat weite Spaziergänge mit dem Hund, der ihr sehr wichtig ist, gemacht. Außerdem ist sie leidenschaftliche Balkongärtnerin und liest viel.

Frau L. steckt mitten in der Krankheitsbewältigung. Sie sieht die Fortschritte, die sie seit der Erkrankung gemacht hat und hofft auf weitere Besserung, rechnet aber damit, dass es nicht mehr so wird wie früher. Zu schaffen macht ihr vor allem der Neglect, sie findet diese unzuverlässige Wahrnehmung furchtbar, da alle Tätigkeiten, auch das Lesen und der Kontakt zu anderen Menschen, davon beeinträchtigt werden. Am traurigsten ist sie darüber, dass sie sich zunächst wohl nicht mehr um das Enkelkind kümmern kann.

Nach ihren Hauptproblemen und Wünschen befragt, steht an erster Stelle die Entlassung nach Hause. Da sie tagsüber alleine sein wird, muss sie den Toilettengang alleine sicher beherrschen. Gerne möchte sie wieder mit ihrem Mann und dem Hund Spaziergänge/-fahrten machen können und selbständig ihren Balkon pflegen, zum Beispiel die Blumen gießen und Pflanzen einpflanzen. Der Haushalt ist ihr nicht so wichtig, aber ihr Mann soll nicht alles machen müssen. Später, wenn sie wieder fit genug ist, möchte sie ihre Enkeltochter wieder versorgen. Wichtig ist für sie, dass sie kurze Strecken wieder laufen kann. Die linke Hand würde sie gerne als Haltehand einsetzen können, aber die anderen Verbesserungen stehen für sie im Vordergrund.

<u>Betrachtungsweisen</u> von Therapiezielen

• **Einteilung nach Handlungsebene und Grundlagenebene**

Leitfrage: Benennt das Ziel eine erwünschte Handlung oder bezieht es sich auf die Verbesserung von Basisfunktionen?
Handlungsziel:
gezieltes Greifen, Halten und Loslassen des Brötchens
Basisziele:
- koordiniertes Öffnen der Hand ohne distale Tonuserhöhung
- Kontrollieren der assoziierten Reaktionen
- Verbesserung der Tiefensensibilität

<u>Hierarchisierung</u> von Therapiezielen

• **durch Beachtung der Vorrangigkeit**

Leitfrage: Welches Handlungsziel ist für die betreffende Person am wichtigsten?
Zunächst selbständiger Toilettengang,
dann Anziehen von Oberbekleidung am Oberkörper,
dann selbständiges Duschen.

• **durch Beachtung der Bedingungsebene**
Leitfrage: Welches Basisziel kann nur erreicht werden, wenn vorher ein anderes erreicht wurde?
Zuerst Schmerzfreiheit in der Schulter, dann weitere Anbahnung von Armfunktion, zuerst Verringerung des visuellen Neglectes, dann Verbesserung der räumlich-visuellen Fähigkeiten.

Therapieziele können nach folgenden Kategorien geordnet werden:

• **NACH GRAD DER KONKRETHEIT**

Leitfrage: Wie konkret wird das gewünschte Endverhalten/die gewünschte Basisfähigkeit beschrieben?
Grobziel:
Einsatz der vorhandenen Fähigkeiten der Hand im Alltag
Feinziel:
- gezieltes Greifen, Halten und Loslassen des Brötchens
- kontrolliertes Öffnen der Hand ohne distale Tonuserhöhung

• **NACH ZEITLICHER NÄHE**

ENTWEDER **NACH ZEITLICHER ENTWICKLUNG DER FÄHIGKEITEN**
Leitfrage: Wie folgen die Ziele in ihrer Entwicklung aufeinander?
Zuerst Laufen am Handlauf,
dann einige Schritte frei laufen können.

ODER **NACH WILLKÜRLICH GEWÄHLTER REIHENFOLGE**
Leitfrage: Welche Reihenfolge wird für das Erreichen der Ziele gewählt?
Erst sicher Rollstuhl fahren können,
später Pullover anziehen können.

Handlungsziel

Richtziel Grobziel Feinziel

Handlungsziel

Richtziel Grobziel Feinziel

Handlungsziel

Richtziel Grobziel Feinziel

Handlungsziel

Richtziel Grobziel Feinziel

Handlungsziel

Richtziel Grobziel Feinziel

Handlungsziel

Richtziel Grobziel Feinziel

Handlungsziel

Richtziel Grobziel Feinziel

Handlungsziel

Richtziel Grobziel Feinziel

Basisziel
sensomotorisch neuropsych. psychosozial

Richtziel Grobziel Feinziel

Basisziel
sensomotorisch neuropsych. psychosozial

Richtziel Grobziel Feinziel

Basisziel
sensomotorisch neuropsych. psychosozial

Richtziel Grobziel Feinziel

Basisziel
sensomotorisch neuropsych. psychosozial

Richtziel Grobziel Feinziel

Basisziel
sensomotorisch neuropsych. psychosozial

Richtziel Grobziel Feinziel

Basisziel
sensomotorisch neuropsych. psychosozial

Richtziel Grobziel Feinziel

Basisziel
sensomotorisch neuropsych. psychosozial

Richtziel Grobziel Feinziel

Basisziel
sensomotorisch neuropsych. psychosozial

Richtziel Grobziel Feinziel

Schule für Ergotherapie

ERGOTHERAPEUTISCHER BERICHT FÜR DIE NEUROLOGIE / ORTHOPÄDIE

GLIEDERUNGSVORSCHLAG

I DATEN DES PATIENTEN / DER PATIENTIN

- Kürzel, Geschlecht, Alter
- Diagnosen (mit Symptomen)
- Rehabilitationsziel

II ANAMNESEN (*kurze* Zusammenfassung der wichtigsten Daten)

- Daten des Krankheitsbeginns, der Aufnahme und Verlegung
- Aufnahmegründe (z.B. Reha o.Ä.)
- Krankheitsanamnese
- Sozialanamnese (Lebensform, Wohnsituation, Sozialkontakte, Tagesgestaltung/Hobbys, Hilfsmittel)
- Berufsanamnese
- wichtige Medikation (wofür, wogegen)
- derzeitige Therapien + deren Ziele (kurz!, außer Ergo) + Häufigkeit

III ERGOTHERAPEUTISCHER BEFUND

jeweils auf das *Wesentliche* beschränkt - *vollständig*, aber so *kurz* wie möglich
jeweils unter Angabe der Befundmethode

- Allgemeiner Eindruck (äußeres Erscheinungsbild, Ausdruck, Haltung etc.)
- Motorisch-funktioneller Befund (Haltungen, selektives Bewegen, Komplexbewegungen, Muskeltonus) und Schlüsse* daraus

- Sensibilität (Oberflächen-, Tiefen-, Stereognosie) und Schlüsse* daraus
- Neuropsychologischer und kognitiver Befund (Hinweise z.B. auf Hemianopsie, Neglect, Apraxie, Raumanalysestörungen, Agnosien, Aphasien, Konzentration, Orientierung zur Person, Ort, Zeit, Merkfähigkeit, Kurz- und Langzeitgedächtnis), eigene Beobachtungen/Befunde und ggf. Auszug aus vorhandenem Bericht der NeuropsychologIn/LogopädIn und Schlüsse* daraus
- Psychischer Befund (Stimmungslage, Verhalten bei Frustration, Kontaktfähigkeit, Motivation, Einstellung zur und Verarbeitung der Krankheit) und Schlüsse daraus
- ADL-Befund und arbeitstherapeutischer Befund (Anforderungen und Bewältigung des stationären, häuslichen, beruflichen Alltags, Hilfsmittel, Selbstständigkeit / Versorgungsbedürftigkeit, ggf. bauliche Veränderungen, etc.) und Schlüsse* daraus

Befundeinschätzung/-bewertung
unter Berücksichtigung aller Informationen
- Schwerpunkte der Beeinträchtigungen und ihre Wechselwirkungen
- Konsequenzen daraus für den Patienten/die Patientin in seinem/ihrem Alltag und Lebensumfeld
- Darstellung sowohl der Patienten- als auch der Therapeutinnensichtweise

IV ZIELE

- Handlungsziele (Sammlung, nicht hierarchisiert)
- Basisziele (Sammlung, nicht hierarchisiert), nach Funktionsbereichen geordnet: sensomotorisch, neuropsychologisch, psychosozial
- die vorrangigsten Handlungsziele sollen in den Bogen „Ziele“ eingetragen werden. Die Basisziele, die sich darauf beziehen, sollen, unter Berücksichtigung der Bedingungsebenen, ebenfalls eingetragen und beides farbig zugeordnet werden.
  Im Bogen soll bei jedem Ziel eingetragen werden, ob es sich um ein Richt-, Grob- oder Feinziel handelt; bei den Basiszielen auch den Funktionsbereich zuordnen.
- Kurze Begründung der Hierarchisierung und Selektion!

* Schlüsse: Was bedeutet dieser Teil des Befundes? Wie wirken sich die Fähigkeiten/Defizite auf die Handlungsfähigkeit des Patienten/der Patientin aus?

V BEHANDLUNGSPLAN

- THERAPIEVORSCHLÄGE

  5 Bereiche:
    - ADL (als Therapiemedium und/oder als zu bewältigende Tätigkeit)
    - Handwerk
    - Spiele
    - Extra Therapiemedium (z.B. Stab, Pezziball)
    - ohne Medium

- pro Bereich je mehrere Behandlungsvorschläge auflisten mit Zielbezug
- Insgesamt 3-5 Behandlungsvorschläge nach Wahl ausführlich darstellen:
    - Setting (Einzel/Gruppe)
    - geplante Tätigkeit/Vorgehensweise
    - Feinziele
    - therapeutisches Vorgehen/Verhalten
    - benötigte Medien und Begründung der Medienwahl
    - Arbeitsplatzgestaltung (ausführlich)
    - Abwandlungsmöglichkeiten/Variationen (ähnlicher Schwierigkeitsgrad)
    - Erleichterungsmöglichkeiten
    - Steigerungsmöglichkeiten

GRUNDGEDANKEN ZUM BEHANDLUNGSPLAN

ausführliche Gegenüberstellung und Diskussion der verschiedenen Bereiche ziel- und patientenbezogen

VI_VERLAUF

Kurze Beschreibung des Behandlungsverlaufs, inklusive Befund- und Zielveränderungen

VI__AUSBLICK / EMPFEHLUNGEN/ WEITERE ÜBERLEGUNGEN

ZUR 3. SICHTSTUNDE:

VII PLANUNG DER BEHANDLUNGSEINHEIT

(Wenn es sich nicht um den Berichtspatienten/die Berichtspatientin handelt: Bitte Kurzbefund und wichtigste Ziele auflisten)

- Legen Sie Ihre Planung der Behandlungseinheit inklusive der Zeitplanung, der Feinziele und der therapeutischen Vorgehensweise dar.
- Begründen Sie Ihre Planung.

Nachzureichen:
- Schriftliche Reflexion der Stunde
- Auswertung und mögliche Schlüsse für den Behandlungsverlauf

Teil B
Diskussion und Analyse des handlungsorientierten Konzeptes zur Zielerstellung

1 Erfahrungen in der Anwendung des Konzeptes

1.1 Bereiche der Anwendung

Seit der Entstehung des handlungsorientierten Zielkonzeptes habe ich es in verschiedenen Bereichen angewandt und diskutiert:

- in der Ergotherapieschule im Unterrichtsfach Neurologie
- in der fachübergreifenden Diskussion im Kollegium der Ergotherapieschule
- in Fortbildungen und Vorträgen für Ergotherapeutinnen und Angehörige angrenzender Berufsgruppen zu neurologischen/neuropsychologischen und handlungsorientierten Themen
- in Diskussionen mit Ergotherapielehrkräften aus dem Fachbereich Neurologie

Es hat sich gezeigt, dass die Resonanz auf dieses Denkmodell, der Umgang damit und die mögliche Umsetzung des Konzeptes in allen vier Bereichen sehr unterschiedlich sind.

1.2 Erfahrungen in der Ergotherapieschule im Unterrichtsfach Neurologie

Im Unterrichtsfach „fachspezifische Behandlungstechniken in der Neurologie" habe ich das Konzept zweieinhalb Jahre angewandt, also in sieben aufeinander folgenden Kursen.[1]

Bewährt hat sich die Entscheidung, sich 1 ½ Unterrichtseinheiten lang mit Befundbewertung und Therapiezielen zu befassen.

Für Ergotherapieschülerinnen ist es nach wie vor mit Schwierigkeiten verbunden, sich im Begriffs- und Definitions"dschungel" der Therapieziele zurechtzufinden. Dieses hat mehrere Ursachen.

- Wie schon vermutet, fällt das ***Erstellen der Therapieziele*** umso leichter, je besser die Schülerinnen die Störungsbilder und damit auch die ***Befundbewertung*** verstanden und durchdrungen haben. Im Umkehrschluss bedeutet dies, dass die Schülerinnen nur dann in der Lage sind, die Therapieziele deutlich zu formulieren, kategorisieren, hierarchisieren und zu selektieren. Hierdurch bildete sich ein weiteres Unterrichtsziel heraus: Das Klären bzw. Aufarbeiten von generellen fachlichen Unsicherheiten, die bei der Beschäftigung mit den Themen „Befundbewertung" und „Therapieziele" deutlich werden.
- Die ***Begrifflichkeiten der „Handlungs- und Basisziele"*** leuchten den Schülerinnen in der Regel zwar ein, sie haben aber je nach Ausbildungsstand Schwierigkeiten, die Handlungs- und Basisebenen zuverlässig voneinander zu trennen. Zudem gibt es Ziele, die nicht eindeutig zuzuordnen sind: „sicherer dynamischer Stand" ist ein Basisziel, weil die Basisfähigkeit des sicheren Stehens für viele Handlungen gebraucht wird. Gleichzeitig steht man aber auch „an sich", als Selbstzweck, quasi als Tätigkeit, das Ziel könnte also auch als Handlungsziel definiert werden.
- Das Denkmodell, dass nicht alle möglichen Basisziele erreicht werden können und deshalb die ***Handlungsziele als richtungweisende Ziele*** genommen werden sollten, ist leicht verständlich und in der Theorie gut nachvollziehbar. Schwierigkeiten bereitet teilweise die Umsetzung in der Praxis, da sich die Rehabilitation in den meisten Institutionen vornehmlich an den Basisdefiziten orientiert. Daher sind die Schülerinnen in einer Doppelrolle. Einerseits sind

1 Die Kurse wurden nach der APrO von 1976 unterrichtet.

sie „Lernende“, andererseits arbeiten sie als „Vorreiterinnen“ mit einem neuen Modell - Rollenkonflikte treten fast zwangsläufig auf und werden meist zugunsten der alten Arbeitsweise gelöst.

- Besondere Schwierigkeiten haben die Schülerinnen damit, diejenigen ***Basisziele herauszufinden und zuzuordnen, die für das Erreichen eines bestimmten Handlungszieles notwendig sind***.
  Dieses ist jedoch nicht dem Konzept anzulasten, sondern weist auf eine grundlegende Schwäche der Ausbildung hin. Durch die bisherige starke Ausrichtung auf Handwerk und Handwerksanalyse (in der alten APrO 800 Unterrichtsstunden im Vergleich zu 80 Unterrichtsstunden ADL) wird der Bedeutung von Tätigkeiten und der Analyse der dazu notwendigen Fähigkeiten bei weitem nicht genug Rechnung getragen. Selbst anwendungsorientierte Konzepte wie das „Bieler Modell“ geben zwar erste Anregungen, reichen aber nicht aus, den Schülerinnen fundierte Instrumente zur differenzierten Analyse von Alltagstätigkeiten an die Hand zu geben.
  Diese Problematik besteht also schon lange. Sie wird in der Anwendung des handlungsorientierten Zielkonzeptes deshalb deutlich sichtbar, weil die Fähigkeit zur patientenorientierten differenzierten Alltagsanalyse und Zuordnung explizit eingefordert wird.
- Sind Handlungs- und Basisziele erstellt, verstanden und richtig zueinander in Beziehung gesetzt, erleben die Schülerinnen dieses oft als „Durchbruch“, weil sie plötzlich in der Lage sind, ***Behandlungsstrategien*** zu entwickeln bzw. zu durchschauen. Das Lernziel „Hauptstrukturen der Behandlung auf dieser Grundlage[2] entwickeln können“ hat einen sehr hohen Stellenwert und wirkt sich auch auf die Fähigkeiten zur Behandlungsplanung in anderen Fachbereichen aus.
- Schwierig bleibt die ***Kategorisierung der Therapieziele nach dem Grad der Konkretheit.*** Dies liegt unter anderem daran, dass an der Ergotherapieschule, an der ich unterrichtet habe, die Therapieziele in den anderen Fachbereichen noch nach den alten Modellen unterrichtet werden.[3] Die Schülerinnen müssen sich also mit zwei Konzepten der Zielsetzung auseinander setzen. Verständlicherweise treten an den Punkten die größten Probleme auf, an denen die Definitionen schwer vereinbar sind.

---

2 Also auf Grundlage der hierarchisierten und selektierten Handlungs- und Basisziele

3 Die Gründe hierfür erläutere ich im Absatz 1.3

In Kapitel 4.2 habe ich die Kategorisierung nach dem Grad der Konkretheit analysiert und die darin befindlichen Unklarheiten und Widersprüche deutlich gemacht. Die Schülerinnen befinden sich also direkt im Spannungsfeld des Themas, was ihnen Flexibilität und Abstraktionsvermögen abverlangt.
Erfahrungsgemäß ist aber nur ein Teil der Schülerinnen damit wirklich überfordert. Nach dem alten Konzept zu arbeiten und dieses auf das neurologische Arbeitsfeld zu übertragen, war für wesentlich mehr Schülerinnen sehr schwierig.

- Im Konzept zum Unterricht zum handlungsorientierten Zielkonzept (Teil A, Kap. 9) habe ich darauf verzichtet, die ***zeitliche Nähe*** zu berücksichtigen, um nicht noch eine weitere Dimension und Denkrichtung mit einzubeziehen.
  Dieses hat sich nicht bewährt.
  Die Schülerinnen waren in der Behandlungsplanung oft undifferenziert und hilflos, was ich auf die fehlende Berücksichtigung des Faktors Zeit bereits bei den Zielen zurückführe.
  Im Nachhinein wird deutlich, dass ich in die selbe Falle geraten bin, die ich in der Abschlussarbeit mehrfach angeprangert habe: die doppelte „Besetzung" von Kategorien. Ich hatte anscheinend die (nicht offen gelegte) Vermutung, dass die vorrangigsten Handlungsziele die nahe liegenden und deshalb gleichzeitig immer die Nahziele sind und sich eine zeitliche Abfolge automatisch ergibt. „Vorrangigkeit" und „zeitliche Nähe" sind aber zwei unterschiedliche Kategorien, die auch getrennt voneinander beurteilt werden sollten. Zwar werden die vorrangigen Handlungsziele meist auch zeitnah angestrebt - aber dieses muss eben nicht zwangsläufig so sein. Gerade bei Patienten, die sich noch in einer frühen Rehabilitationsphase befinden, gibt es vorrangige, also sehr wichtige Ziele, die z.B. erst in der nächsten Institution erreicht werden können.
  Hieraus ergeben sich drei Veränderungsmöglichkeiten:
  Notwendig wäre zunächst die Veränderung des Unterrichtskonzeptes. Die Unterrichtseinheit[4] muss neu konzipiert werden, um die Berücksichtigung der „zeitlichen Nähe" zu ermöglichen. Hierbei muss sorgfältig darauf geachtet werden, dass die Schülerinnen durch die Einführung dieser Kategorie an dieser Stelle nicht überfordert werden.
  Hierbei ist die Abbildung B 2 hilfreich. An ihr kann die Mehrdimensionalität der Ziele gut dargestellt werden. Dazu wird die Abbildung auf Overhead-Folie kopiert. Folienkärtchen von Handlungs- und Basiszielen für eine Beispielpatientin können jetzt auf der Grafik angeordnet und miteinander in Beziehung gesetzt werden. So wird deutlich, dass

4 siehe Teil A, Kapitel 9 und 10, S. 47 ff.

- jedes Ziel entweder ein Basis- oder ein Handlungsziel ist,
- für jedes Ziel ein Zeitpunkt bestimmt werden kann, an dem es erreicht sein soll (zeitliche Nähe),
- jedes Ziel nach dem Grad seiner Konkretheit kategorisiert werden kann.
- Muss an mehreren Zielen gleichzeitig gearbeitet werden, kann es passieren, dass mehrere Karten aufeinander liegen. Daran kann die Lehrkraft verdeutlichen, dass der Therapieprozess mehrdimensional ist.

Unterstützend wurde auf den Kärtchen jeweils ein Feld zur Kategorisierung nach zeitlicher Nähe mit den Begriffen „nah mittel fern“ eingeführt. (Fallbeispiel s. S. 64)

nah mittelfristig fern	nah mittelfristig fern	nah mittelfristig fern
Handlungsziel	**Handlungsziel**	**Basisziel**
selbständiger Toilettengang	Toilettenpapier benutzen können	den linken Halbraum visuell explorieren können
		sensomot. neuropsych. psychosozial
Richtz. Grobz. Feinz.	Richtz. Grobz. Feinz.	Richtz. Grobz. Feinz.

Abb. B 1

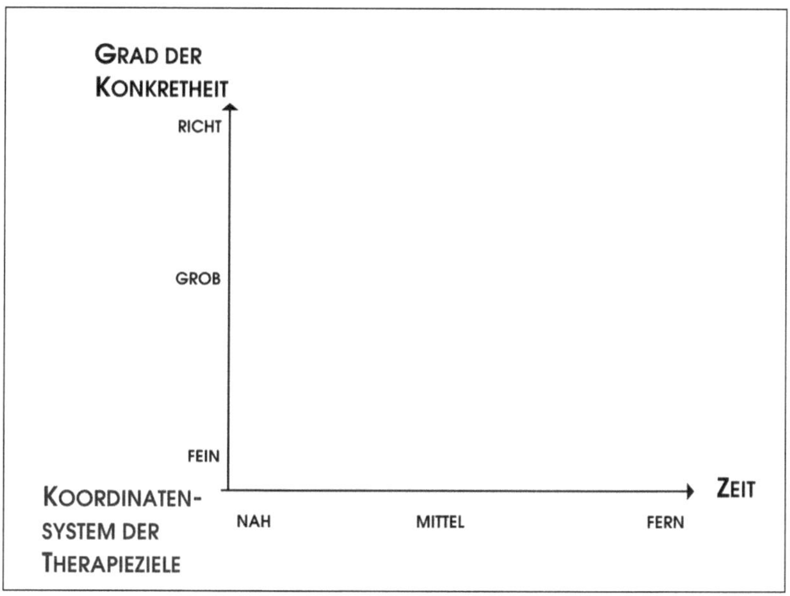

Abb. B 2

- Bewährt hat sich die Methode der ***Darstellung der Therapieziele als Bild mit Hilfe der Kärtchen.*** Hierbei sollen die Schülerinnen in Partnerinnenarbeit (Hausaufgabe der Unterrichtseinheit) oder in Einzelarbeit die einzelnen Zielkärtchen so lange hin und herschieben, zuordnen und mit Pfeilen und farbigen Markierungen versehen, bis (für sie) ein stimmiges Bild entsteht und die Bezüge deutlich werden. Allerdings ist dieses Verfahren meist eher prozess- als ergebnisorientiert: Die Arbeitsergebnisse, auf große Bögen Papier geklebt und mit einer Vielzahl von Pfeilen verbunden, sind für die außenstehende Betrachterin nicht immer leicht verständlich. Fehler sind aber meist zu erkennen, und der Prozess der Auseinandersetzung und des Durchdringens des Themenkomplexes „Therapieziele" ist mir auch im Praktikumsbericht wesentlich wichtiger als eine sofort verständliche Darstellung. In der Regel sind die Schülerinnen nach diesem Prozess gut in der Lage, den Sachverhalt mündlich darzustellen.
  Diese „Unübersichtlichkeit" der Darstellung von Therapiezielen, ihren Bedingungsebenen, zeitlichen Abfolgen und Bezügen liegt in der Sache. Es ist nahe liegend, dass ein so komplexer mehrdimensionaler Sachverhalt nicht einfach und sofort erkennbar dargestellt werden kann.
  Veränderungsmöglichkeit
  Je nachdem, wo der Lernschwerpunkt liegt, ob auf der Beziehung zwischen einem bzw. zwei Handlungszielen und den dazugehörigen Basiszielen oder auf der Behandlungsplanung mit einem Schwerpunkt auf der zeitlichen Abfolge, kann die Schülerin auch den Bogen mit dem Koordinatensystem (Abb. B 2), auf DIN A 3 vergrößert, als Grundlage ihrer Erarbeitung nehmen.

1.3 Erfahrungen in Fortbildungen

Seit der Entwicklung des handlungsorientierten Zielkonzeptes wende ich es regelmäßig in Fortbildungen an, die ich für Ergotherapeutinnen und Angehörige angrenzender Berufsgruppen zu neurologischen/neuropsychologischen und handlungsorientierten Themen halte.[5]
Meist stelle ich zunächst das Konzept vor, um dann mit den Teilnehmerinnen zu einem Patientenbeispiel die Therapieziele zu entwickeln. Wenn irgend möglich, beziehe ich mich dabei auf ein mitgebrachtes (Video)-Beispiel der Teilnehmerinnen. Die Dauer, Intensität und Methodik dieser Unterrichtseinheit sind abhängig von

5 Siehe hierzu auch Teil A, Kapitel 10, S. 62 f.

der Gruppenzusammensetzung, der Dauer der Fortbildung und natürlich dem zugrunde liegenden Fortbildungsthema: Teilweise ist der Themenkomplex „Patientenorientierte Therapieziele“ ein „Mittel zum Zweck“, um andere Unterrichtsinhalte in der Anwendung zu festigen und zu üben, in anderen Fortbildungen ist er ein eigenständiger Unterrichtsinhalt, bei dem zum Beispiel auch das COPM vorgestellt und auf das OSA[6] kurz eingegangen wird.

In der Regel stelle ich das Konzept als Denk- und Arbeitsmodell vor, was von den Fortbildungsteilnehmerinnen je nach ihren Bedürfnissen in ihrer beruflichen Praxis individuell genutzt und weiterentwickelt werden sollte. Erfahrungsgemäß ist die Art der „Nutzung“ wirklich von Teilnehmerin zu Teilnehmerin sehr unterschiedlich. Bemerkenswerterweise geben in der Evaluation der Fortbildung (in der mündlichen Auswertung wie auch in Auswertungsbögen erfasst) so gut wie alle Teilnehmerinnen aus den unterschiedlichen Fortbildungen an, von dem Seminarinhalt „Therapieziele“ profitiert zu haben.[7]

- Viele Kolleginnen hatten den ***Themenkomplex „Therapieziele“*** in der ***Ausbildung*** nicht verstanden und dieses Thema seit dem so weit wie möglich vermieden. Sie sind froh, es endlich zu durchschauen und Therapieziele als nützliches Instrument ihrer ergotherapeutischen Arbeit kennen zu lernen.
- Die ***Handlungsorientierung***, die eigentlich das Spezifische der ergotherapeutischen Arbeit sein sollte, kommt in vielen „funktionellen“ Zielsetzungen und Behandlungen zu kurz. Hierdurch verliert die Ergotherapie einen wesentlichen Bestandteil ihrer Identität. Dies kann negative Auswirkungen sowohl auf die Behandlungsqualität als auch auf die Rolle der Ergotherapeutinnen im interdisziplinären Team haben. Im handlungsorientierten Zielkonzept wird „Handlung“ wieder zum zentralen Punkt der Therapie, was besonders von Teilnehmerinnen mit langer beruflicher Praxis als sehr positiv bewertet wird.

  In der Akutneurologie und in den ersten Wochen der neurologischen Rehabilitation scheint es allerdings schwierig zu sein, die Handlungsziele mit den Patienten zusammen herauszufinden. Dies liegt sowohl an der zu dem Zeitpunkt meist noch unsicheren Prognose als auch daran, dass das Störungsbewusstsein noch

6 Die Instrumente werden kurz vorgestellt, ihre Anwendungsmöglichkeiten aufgezeigt und Hinweise auf weitere Informationen/Literatur und Fortbildungsmöglichkeiten gegeben.

7 Quelle: mündliche, teils schriftliche Stellungnahmen zu den Seminarinhalten am Seminarende. So geben z.B. überdurchschnittlich viele TeilnehmerInnen auf die Frage, welcher Seminarinhalt sie in ihrer beruflichen Praxis voraussichtlich am meisten beeinflussen wird, eine Antwort aus dem Komplex „Therapieziele“ und „Patientenorientierung“ - unabhängig vom „Hauptthema“ des Seminars.

nicht weit genug entwickelt ist und die Krankheitsverarbeitung meist gerade erst beginnt.

- Wichtig ist vielen Teilnehmerinnen, gezielt ***patientenorientiert*** behandeln zu können. Das „handlungsorientierte Zielkonzept" wird, vor allem in der Kombination mit „COPM" oder „OSA", als eine sichere Basis hierfür verstanden.
- In engem Zusammenhang dazu steht die ***Transparenz der Therapieziele*** dem Patienten gegenüber. Im Idealfall sollte sich für alle Beteiligten ein lebendiger Prozess ergeben, in dem die Ziele miteinander besprochen und abgestimmt werden und somit eine Basis für die Kommunikation bilden.
  Als Visualisierungshilfe für Patienten eignen sich eine Therapiezielleiter oder Therapiezielstufen.[8]
  In diesem Modell werden die einzelnen Schritte, die gemacht werden müssen,

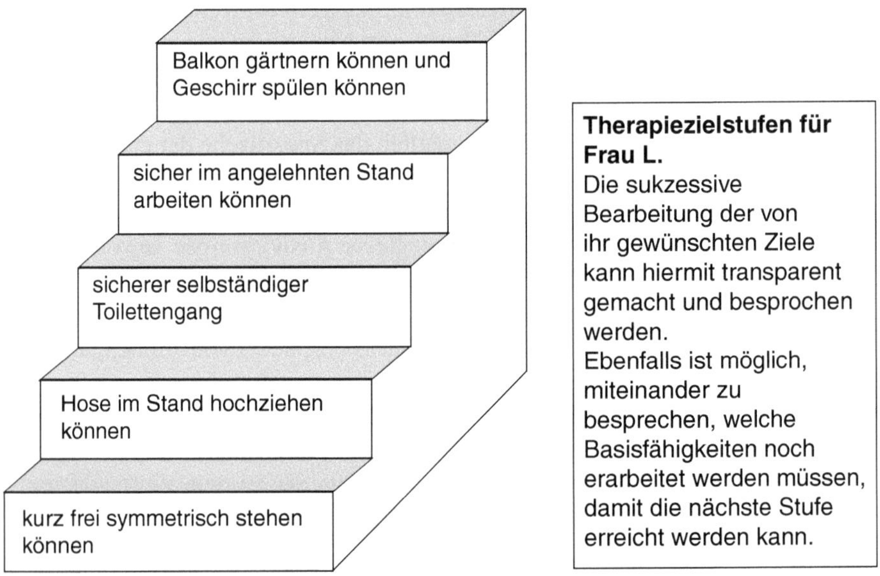

Abb. B 3

8 Siehe auch Therapiezielleiter von Gauggel, Konrad und Wietasch (Gauggel, Konrad und Wietasch 1998, Seite 61ff).

um ein Handlungsziel zu erreichen, als Stufen einer Treppe oder Leiter dargestellt. Dieser Ansatz wird von den Fortbildungsteilnehmerinnen sehr positiv aufgenommen.

- Die Möglichkeit, anhand der Handlungsziele eine ***Hierarchisierung und Selektion*** der Basisziele vorzunehmen, wird als sehr hilfreich erlebt. Vor allem die Teilnehmerinnen, die in Einrichtungen mit kurzen Liegezeiten der Patienten beschäftigt sind, beschreiben dies als große subjektive Entlastung.
- Bei der ***Anwendung des Konzeptes*** am Patientenbeispiel während des Seminars erkennen viele Teilnehmerinnen mit Erstaunen oder Entsetzen, wie groß die Menge der Ziele ist, an denen sie bisher oft gleichzeitig gearbeitet haben und wie sehr sie damit ihre Patienten überfordern. Diese Erkenntnis wirkt sich zumeist sehr positiv aus, da es den Teilnehmerinnen anschließend wesentlich leichter fällt, das tatsächlich Machbare anzustreben und umzusetzen.
- Zum System der ***Kärtchen für Handlungs- und Basisziele*** gibt es verschiedene Erfahrungen und Ideen. So wollen einige Teilnehmerinnen diese nicht immer wieder neu ausfüllen, sondern nach und nach eine Kartei anlegen, aus der dann die Ziele jeweils patientenspezifisch ausgewählt werden können. Es wurde auch überlegt, statt mit Papierkärtchen direkt am Computer zu arbeiten und dort eine „Zielkartei“ zu haben. Dies würde den Vorgang von Befundbewertung, Therapiezielerstellung, Behandlungsplanung, Behandlungsdokumentation und -evaluation und das Verfassen von Abschlussberichten für diejenigen erleichtern, die den Computer ohnehin als Arbeitsmittel nutzen.
  Für viele Teilnehmerinnen ist es ausreichend, sich während der Fortbildung mit der Aufteilung der Ziele in Handlungs- und Basisziele beschäftigt und anhand der Kärtchen visualisiert zu haben. Sie äußern, die Karten, wenn überhaupt, nur im Einzelfall, also bei sehr schwierigen Patienten und Zielkonstellationen, nutzen zu wollen.
- Der Zeitfaktor, die ***zeitliche Nähe***, spielt bei der Therapieplanung eine wesentliche Rolle. Durch die deutliche Trennung der Kategorien „Grad der Konkretheit“ und „zeitliche Nähe“ kann die Zeitplanung besser vorgenommen werden. Allerdings wurde als störend empfunden, dass auf den Kärtchen für die Handlungs- und Basisziele keine Möglichkeit zum Eintragen des gewünschten Zeitpunktes vorgesehen ist. Dieses habe ich, wie bereits unter 1.3 beschrieben, geändert (siehe Kartenvorlagen, S. 79 und Anhang B 3, S. 92/93).

- Im Idealfall können auf der Grundlage des Konzeptes ***Therapiepläne entwickelt*** und ***weitergegeben*** werden, die vom Akuthaus bis zur ambulanten Rehabilitation reichen. Einige Teilnehmerinnen eines Seminares, die in unterschiedlichen Phasen der Rehabilitation arbeiten und oft Patienten nacheinander betreuen, haben sich beispielsweise verabredet, dieses zu versuchen.
- Der ***„Vorschlag zur Vorgehensweise“*** stellte sich für die Anwendung in der beruflichen Routine als zu aufwendig und daher wenig praktikabel heraus. Berufserfahrene Kolleginnen können diesen Prozess in der Regel „im Kopf“ bewältigen. Es gibt jedoch zwei Gründe/Gelegenheiten, dieser Vorgehensweise zu folgen. Einerseits bietet sich dieses an bei Patienten mit komplexen Störungsbildern, komplizierter Befundbewertung und/oder ausgefallenen Handlungszielen. Ist ein Störungsbild neu bzw. jemand neu im Beruf/Arbeitsfeld, hilft die ausführliche Auseinandersetzung mit den Therapiezielen mit Hilfe der Kärtchen beim Verstehen von Störungsbild und Herangehensweise und beim (fast wörtlichen) Ent-wickeln von Behandlungsstrategien.
  Aufgrund dieser Einwände habe ich den „Vorschlag zur Vorgehensweise“ dahingehend geändert, das beim „Brainstorming“ die Ziele bereits in die Karten eingetragen werden (s. Anhang B 1, S. 91).
  Mit der Kategorisierung nach dem ***Grad der Konkretheit*** haben viele Teilnehmerinnen nach wie vor Schwierigkeiten, ein Konsens ist selten zu erreichen. Meiner Erfahrung nach verstehen Teilnehmerinnen diejenigen Inhalte schnell, die für sie nachvollziehbar sind. Daraus ließe sich folgern, dass die „Unkonkretheit“ dieser Begrifflichkeit noch nicht überwunden ist. Über Gründe hierfür und Lösungsmöglichkeiten muss noch weiter nachgedacht werden.

1.4 Erfahrungen in der fachübergreifenden Diskussion im Kollegium der Ergotherapieschule

In der Ergotherapieschule, in der ich gearbeitet habe, sind die Kolleginnen durch das Lesen der Abschlussarbeit und eine mündliche Vorstellung mit dem handlungsorientierten Zielkonzept vertraut.

Es wurde diskutiert, ob eine Umstellung des gesamten Unterrichtsthemas „Therapieziele“ auf das handlungsorientierte Konzept sinnvoll ist und wie sie möglich wäre. Die Diskussion ist noch nicht abgeschlossen, der Prozess ist langfristig und gestaltet sich schwieriger als erwartet.

Im Folgenden gebe ich den Stand der Diskussion in einigen Punkten wieder.

- Der ***Begriff „Handlungsziele"*** wird in Frage gestellt, da er von Handlungstheoretikern bereits mit einer anderen Definition benutzt wird. Im Soziologieunterricht wird er in diesem Sinne eingeführt. Diese „Doppelbelegung" des Begriffes führt zu einer Irritation der Schülerinnen. Dieses Problem ist m.E. durch eine deutliche Benennung bewältigbar.
  Im Kollegium besteht Einigkeit darüber, dass die von mir verwendete Begriffsbestimmung der „Handlungsziele" spezifisch ergotherapeutisch zutreffend ist.
- Für die ***Fachbereiche Psychiatrie und Arbeitstherapie*** ist die Anwendung des Konzeptes deshalb ein Problem, weil das Buch „Ergotherapie in der Psychiatrie" von Ingrid Scheiber das Grundlagenwerk im Unterricht darstellt. Sie hat hierin das Thema „Therapieziele" ausführlich behandelt und Begriffsbestimmungen entwickelt. Im Kapitel 4 der Abschlussarbeit beziehe ich mich mehrfach auf Scheibers Sichtweise des Themas. Meine Begriffsbestimmungen und Analysen weichen aber teilweise erheblich von ihren ab. Hier muss also vorbereitend eine Begriffsdiskussion stattfinden. Denkbar wäre hier ein Unterrichtsblock „Therapieziele" bereits vor dem ersten Praktikum, in dem fachübergreifend im Teamteaching gearbeitet wird. Unterrichtsinhalte könnten sein:
  - Der Zielsetzung zugrunde liegende Paradigmen ergotherapeutischen Handelns
  - Patienten-/klientenzentrierte Therapiezielsetzung
  - Befundbewertung
  - Therapieziele
  - Kategorisierungs- und Hierarchisierungsformen
  - Unterschiede und Gemeinsamkeiten zwischen den verschiedenen Fachbereichen

  Solange dies nicht der Fall ist, muss die Diskussion weiterhin direkt in den fachspezifischen Unterrichten stattfinden. Eine Irritation der Schülerinnen ist nicht zu vermeiden, kann aber, nach sorgfältiger didaktischer Aufbereitung, fruchtbar für die Analyse des Themas und die Erarbeitung der Begriffsbestimmungen genutzt werden.
- Der wesentlichste Diskussionspunkt liegt allerdings auf einer anderen Ebene. Die ***Unterteilung in Handlungs- und Basisziele*** ist für den „funktionellen" Bereich sowie für die Kolleginnen aus der Pädiatrie und teilweise auch der Geriatrie verständlich. Für die Kolleginnen aus der Psychiatrie und Arbeitstherapie ist diese Unterscheidung kaum nachvollziehbar und derzeit nicht auf den eigenen Bereich übertragbar. Begründet wird dieses damit, dass sich dort die Therapieziele fast durchgehend entweder auf die Handlungs- oder Verhaltensebene

oder auf Produkte beziehen und nur selten auf die Ebene der Basisdefizite.[9] Der Vorschlag, die Basisziele doch aus der Befundbewertung und den Handlungs- und Verhaltenszielen zu entwickeln, scheint für die entsprechenden Kolleginnen weder notwendig noch umsetzbar.

Dieser Sachverhalt wird kontrovers diskutiert, ein Ergebnis steht aus.

Die Fortsetzung der Diskussion ist geplant, eine Umsetzung in ein schlüssiges Konzept für die gesamte Ausbildung wird angestrebt. Bis dahin werden in den verschiedenen Fachbereichen die unterschiedlichen Konzepte vorgestellt und angewandt.

1.5 Erfahrungen in Diskussionen mit Ergotherapielehrkräften aus dem Fachbereich Neurologie

Einige Kolleginnen aus der Lehrtätigkeit mit dem Fachbereich Neurologie haben die Abschlussarbeit mit großem Interesse gelesen. Sie sind mit beiden Bereichen vertraut, die die Grundlage der Arbeit bilden, dem Fachbereich Neurologie und der Unterrichtstätigkeit. Die fachbereichsbezogenen Rückmeldungen sind positiv. Die Analyse der bisherigen Begriffsbestimmungen ist für diese Kolleginnen ebenso leicht nachvollziehbar wie das neue Konzept. Das Ziel, den Schülerinnen den komplizierten Sachverhalt „Therapieziele" nahe zu bringen, scheint in greifbare Nähe gerückt.

Unterrichts- und schulbezogen wurde deutlich, dass die Umsetzbarkeit im fachspezifischen Unterricht Neurologie gut denkbar, die Integration in das Gesamtkonzept der eigenen Schule nach der alten APrO schlecht vorstellbar, nach der neuen APrüV gut denkbar ist. Die Gegenargumente in den jeweiligen Kollegien sind ähnlich wie die in 1.3 von mir beschriebenen - bzw. wird vermutet, dass die Teammitglieder so oder ähnlich argumentieren würden.

Drei mir bekannte Lehrkräfte aus dem Fachbereich Neurologie wenden das Konzept zurzeit versuchsweise ganz oder in Auszügen an und orientieren sich dabei teilweise an meinem Unterrichtsvorschlag. Es bleibt abzuwarten, welche Erfahrungen diese Lehrkräfte mit der Vermittlung des Themas und mit der Umsetzung in ihrer jeweiligen Schule machen werden.

9 Wie in Kapitel 4.5.1 der Abschlussarbeit dargelegt, führt Scheiber die Begriffe „Personenorientierung" (für Handlungs- und ggf. Basisziele) und „Produktorientierung" (für produktorientierte Ziele) ein. Siehe auch Scheiber 1995, S.124 f.

2 Die Bedeutung ergotherapeutischer Paradigmen für die Erstellung von Therapiezielen

Vergleicht man die Erfahrungen und Argumentationen in den beschriebenen Bereichen, wird Folgendes deutlich: Bei den Kolleginnen aus dem Fachbereich Neurologie findet das „handlungsorientierte Zielkonzept" eine sehr große Zustimmung, im fachübergreifenden Lehrerkollegium bestehen Zweifel sowohl an der Schlüssigkeit des Konzeptes als auch an dessen Umsetzbarkeit.
Nach einer ersten Analyse der Situation möchte ich nun folgenden Denkansatz erläutern, der die Unterschiedlichkeit der Positionen erklärt und mögliche Lösungsansätze aufzeigt.
Den Denk- und Arbeitsweisen der ergotherapeutischen Fachbereiche in Deutschland liegen unterschiedliche Paradigmen zugrunde.
Die Ergotherapie folgt in den „funktionellen" Bereichen, (also den Fachbereichen Neurologie, Orthopädie und Teilen der Pädiatrie und Geriatrie) meist dem reduktionistisch-mechanistischen Paradigma. Dagegen beruhen die Konzepte im psychiatrischen Arbeitsfeld eher auf dem phänomenologisch-holistischen Paradigma.[10]
Auf der Grundlage dieser unterschiedlichen Paradigmen werden Konzepte und Behandlungsstrategien und die fachbereichsspezifische berufliche Identität entwickelt und Curricula für die Ausbildung erstellt.[11]
Die Unterschiedlichkeit der Fachbereiche ist sicht- und spürbar. Meist wird von verschiedenen Arbeits- und Herangehensweisen gesprochen, auch das sich unterscheidende Menschenbild wird thematisiert. Nur selten wird diese Unterschiedlichkeit aber explizit auf die unterschiedlichen zugrunde liegenden Paradigmen zurückgeführt.

---

10 Begriffsbestimmungen und weitere Erläuterungen z.B. in : R. Hagedorn in: Jerosch-Herold et al. 1999, S. 7 ff.

11 Eine genaue Erörterung dieses Sachverhaltes würde den Rahmen dieser Arbeit sprengen. Ausführliche Untersuchungen im Rahmen weiterer Arbeiten wären wünschenswert und ein wesentlicher Beitrag zu ergotherapeutischer Forschung in Deutschland.

Geht man von den benannten Paradigmen aus, wird sehr deutlich, warum eine Einigung auf ein gemeinsames Therapiezielkonzept zurzeit schwer möglich ist. In den Arbeitsbereichen, in denen das phänomenologisch-holistische Paradigma vorherrscht, werden die Verhaltens- und Handlungsweisen des Menschen als Ausdruck seiner Gesamtpersönlichkeit und seiner Interaktion mit seiner Umwelt verstanden. „Das Ganze ist mehr als die Summe seiner Teile, Menschen, andere Lebewesen und die Umwelt agieren als komplexe Systeme“ (R. Hagedorn, 1999, S. 9). Folgerichtig treten bei der Erstellung von Therapiezielen und Behandlungsstrategien beobachtbare Verhaltensänderungen und Handlungsfähigkeiten in den Vordergrund. Dementsprechend spielen die einzelnen Basisfähigkeiten bzw. -defizite hier nur eine untergeordnete Rolle.[12] Anders ist dieses in den Arbeitsbereichen, in denen (noch) das reduktionistisch-mechanistische Paradigma gilt. Hier stehen traditionell die einzelnen Störungen/der Störungskomplex bzw. die Basisdefizite im Blickpunkt von Befund, Therapiezielerstellung und Behandlung. Die Handlungsfähigkeit steht nicht primär im Zentrum, sondern wird über die Verbesserung der Basisfähigkeiten mittelbar verfolgt.[13] Dieser Ansatz erschwert eine klienten-/patientenzentrierte Therapie.

Dieses reduktionistisch-mechanistische Paradigma unterliegt zurzeit in der Ergotherapie einem Wandel. Ein wesentliches Kennzeichen dieses Wandels ist die zunehmende Patientenorientierung auch in den „funktionellen“ Fachbereichen. Das „handlungsorientierte Zielkonzept“ ist ein Ausdruck dieses Wandels: Es wird versucht, eine Patientenorientierung zu erreichen unter Beibehaltung des grundsätzlichen Denkmodells, dass für bestimmte Handlungen bestimmte Basisfähigkeiten notwendig sind. Das Paradigma bleibt also zwar bestehen, wird jedoch „aufgeweicht“ zugunsten einer patientenorientierten Sicht- und Handlungsweise. Für Ergotherapeutinnen, die Patienten mit neurologischen und orthopädischen Störungsbildern behandeln, ist diese Denkweise eine Neuerung und Herausforderung. Wie groß die Bereitschaft der Kolleginnen ist, sich dieser Herausforderung zu stellen, wird durch die Zustimmung zum handlungsorientierten Zielkonzept sehr deutlich. Der Bedarf nach Denkweisen und Instrumenten, die die - fast schon

12 Scheibers gesamtes Therapiekonzept gründet sich m.E. in großen Teilen auf dieses Paradigma. In diesem Zusammenhang wird noch deutlicher, warum also ihr Modell der Therapieziele nicht auf die „funktionellen“ Arbeitsbereiche anwendbar ist!

13 Die Ergotherapieschülerinnen müssen sich also gleichzeitig mit zwei Paradigmen auseinander setzen (von denen das eine zusätzlich einem Wandel unterliegt), allerdings ohne dass diese explizit benannt und Strategien zur Problembewältigung vermittelt werden. Dieses ist eine deutliche Überforderung und birgt ein Scheitern in sich.

überfällige - Loslösung aus dem reduktionistisch-mechanistischen Paradigma ermöglichen, scheint sehr groß zu sein.
In den Fachbereichen, in denen bestimmte Grundannahmen des „handlungsorientierten Zielkonzeptes" mit dem herrschenden Paradigma schwerer vereinbar sind, wie z.B. in der Psychiatrie, gestaltet sich die Einführung des Konzeptes schwieriger. Die Gründe hierfür sind vielfältig und müssten noch genauer untersucht werden.

3 Schlussfolgerungen

Auf der Grundlage der oben beschriebenen Erfahrungen und Analysen ergeben sich folgende Schlussfolgerungen:

- ⇨ Das „handlungsorientierte Zielkonzept" ist für die Anwendung in den „funktionellen" Arbeitsbereichen geeignet.
- ⇨ Beide Zielkonzepte, das von Scheiber und das „handlungsorientierte Zielkonzept", sind in sich schlüssige Konzepte auf der Grundlage der jeweilig geltenden Paradigmen.[14]
- ⇨ Es ist weder möglich noch sinnvoll, das eine Modell durch das andere zu ersetzen. Eine Synthese beider Modelle ist schwierig.
- ⇨ Beide Modelle sind weder in ihren Definitionen noch in ihren Handlungsanweisungen festgeschrieben. Sie unterliegen somit einem ständigen Wandel und müssen weiterentwickelt und aktualisiert werden.
- ⇨ Den Schülerinnen müssen Instrumente an die Hand gegeben werden, durch die sie verstehen können, welchem Fachbereich zurzeit welches Paradigma zugrunde liegt. Sie müssen wissen, wie die Ziel- und Behandlungskonzepte von den jeweiligen Paradigmen geprägt sind. Ferner brauchen sie einen Einblick in die Dynamik der derzeitigen Entwicklung des Paradigmenwechsels.
- ⇨ Den Schülerinnen müssen Instrumente zur Analyse von Alltagstätigkeiten an die Hand gegeben werden. Sie müssen in deren Anwendung geschult werden.

14 Eine ausführliche Untersuchung des Spannungsfeldes der Paradigmen in Deutschland und der Auswirkungen dieses Spannungsfeldes auf die Ausbildung wäre sehr wünschenswert.

4 Ausblick

Mit den vorliegenden Ausführungen hoffe ich, Interesse geweckt zu haben für das oft vernachlässigte und doch sehr vielfältige und spannende Thema „Therapieziele". Ich wünsche mir, dass dieses Buch zum besseren Verständnis beiträgt und zu Diskussionen und neuen Entwicklungen anregt, in der Ausbildung genauso wie in der therapeutischen Praxis.

Die Möglichkeiten, die ein veränderter Umgang mit Therapiezielen durch Therapeutinnen birgt, sind vielfältig und reichen von effektiverer und damit befriedigenderer Arbeit bis zur berufspolitisch wichtigen Präsenz spezifisch ergotherapeutischer Therapieziele im interdisziplinären Team.

Die Klientenzentrierung, die Ausrichtung der Behandlungsplanung an den Wünschen der Patienten bzw. Klienten, ist ein weiteres aktuelles berufspolitisches Thema und von großer Wichtigkeit - nicht nur, weil es im Zeitalter der „Kundenorientierung" im Trend liegt, sondern weil „menschliche" Behandlung und zufrieden stellende und nachhaltige Rehabilitationserfolge einander bedingen. Es wäre schön, wenn das vorgestellte Konzept hierzu einen Beitrag leisten könnte.

Über Kritik und Anmerkungen zum vorgestellten Konzept freue ich mich - es ist ein dynamisches Modell, das der Auseinandersetzung und Weiterentwicklung bedarf.

5 Anhang B

VORSCHLAG ZUR VORGEHENSWEISE:

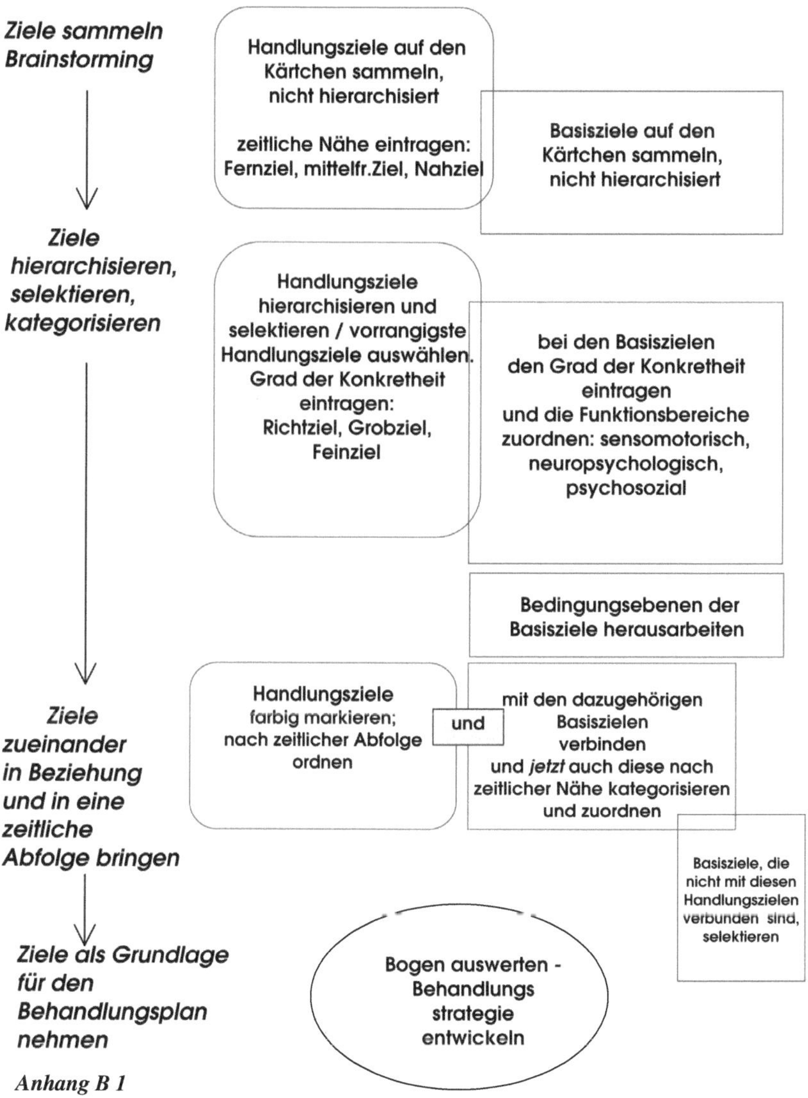

Anhang B 1

nah mittelfristig fern
Handlungsziel
Richtziel Grobziel Feinziel

nah mittelfristig fern
Handlungsziel
Richtziel Grobziel Feinziel

nah mittelfristig fern
Handlungsziel
Richtziel Grobziel Feinziel

nah mittelfristig fern
Handlungsziel
Richtziel Grobziel Feinziel

nah mittelfristig fern
Handlungsziel
Richtziel Grobziel Feinziel

nah mittelfristig fern
Handlungsziel
Richtziel Grobziel Feinziel

nah mittelfristig fern
Handlungsziel
Richtziel Grobziel Feinziel

nah mittelfristig fern
Handlungsziel
Richtziel Grobziel Feinziel

Anhang B 2

nah mittelfristig fern
Basisziel
sensomotorisch neuropsych. psychosozial
Richtziel Grobziel Feinziel

nah mittelfristig fern
Basisziel
sensomotorisch neuropsych. psychosozial
Richtziel Grobziel Feinziel

nah mittelfristig fern
Basisziel
sensomotorisch neuropsych. psychosozial
Richtziel Grobziel Feinziel

nah mittelfristig fern
Basisziel
sensomotorisch neuropsych. psychosozial
Richtziel Grobziel Feinziel

nah mittelfristig fern
Basisziel
sensomotorisch neuropsych. psychosozial
Richtziel Grobziel Feinziel

nah mittelfristig fern
Basisziel
sensomotorisch neuropsych. psychosozial
Richtziel Grobziel Feinziel

nah mittelfristig fern
Basisziel
sensomotorisch neuropsych. psychosozial
Richtziel Grobziel Feinziel

nah mittelfristig fern
Basisziel
sensomotorisch neuropsych. psychosozial
Richtziel Grobziel Feinziel

Anhang B 3

6 Literaturangaben für A und B

Arbeitsgruppe „praktische Ausbildung“: Redaktion Karin Götsch, „Empfehlungen zur Durchführung der praktischen Ausbildung an Schulen für Beschäftigungs- und Arbeitstherapie“, Neue Reihe Ergotherapie, Reihe 5, Band 1; Schulz-Kirchner-Verlag, Idstein, 1. Auflage 1989

„Arbeitsgruppe ergotherapeutische Schulen“: „Psychosoziale Behandlungsverfahren in der Ergotherapie - Ein Curriculum für den Fachbereich Psychiatrie/Psychosomatik“, Neue Reihe Ergotherapie, Reihe 5, Band 7; Schulz-Kirchner-Verlag, Idstein, 1. Auflage 1994

Ausbildungs- und Prüfungsverordnung für Ergotherapeutinnen und Ergotherapeuten, ErgThA-PrV Auszug aus dem Bundesgesetzblatt Teil 1 Nr. 41, Bonn, 6.8.1999 Deutscher Bundesverlag

Becker, Georg E.: Planung von Unterricht Teil 1, Beltz-Verlag, Weinheim, 6. Auflage 1994

Brokmann-Nooren, Christiane: Studieneinheit Lehr- und Lernziele NQ-Materialien Erwachsenenbildung Beltz, Weinheim, Basel, 1995

Dohm-Raps: Gesetz über den Beruf des Beschäftigungs- und Arbeitstherapeuten und Ausbildungs- und Prüfungsordnung, Rehabilitationsverlag, Bonn, 3. Auflage 1983

Dangl, Herta: Unterrichtsfach „Ergotherapeutische Behandlungstechniken in der Neurologie“ - Curriculumsentwurf in direktem Zusammenhang mit der praktischen Ausbildung, Neue Reihe Ergotherapie, Reihe 5, Band 6; Schulz Kirchner Verlag, Idstein, 1. Auflage 1992

Dangl / Kolster: Kategorisierung von Therapiezielen in: Textsammlung für das neurologische Praktikum, (unveröffentlichte) Skriptensammlung für Ergotherapieschülerinnen und Anleiterinnen in der praktischen Ausbildung, Berlin 1997

Erbsch, Laule, Wichmann: CMOP in Deutschland, edition vita aktiva, Langenhagen 1999

Gauggel, Konrad, Wietasch: Neuropsychologische Rehabilitation - ein Kompetenz- und Kompensationsprogramm, Psychologie Verlags Union, Weinheim1998

Götsch, Karin: Praktische Ausbildung, Lehrgangsscript DVE 1992

Jehn, Peter: Grundlagen und Methoden in der Erwachsenenbildung, Lehrgangsscript DVE 1996

Jerosch-Herold, Hack, Marotzki und Weber: Konzeptionelle Modelle für die ergotherapeutische Praxis, Springer, Berlin u.a., 1999

Meyer, Hilpert: Unterrichtsmethoden Band 1; Cornelsen-Verlag, Frankfurt/Main, 4. Auflage 1987

Meyer, Hilpert: Unterrichtsmethoden Band 2; Cornelsen-Verlag, Frankfurt/Main, 3. Auflage 1987

Law, Mary et al.: Canadian Occupation Performance Measure, CAOT Publications 1994, lizensierte dt. Ausgabe von Barbara Dehnhardt et al., edition vita aktiva, Langenhagen 1999

Lehrkräfte der Schule für Ergotherapie, Biel: Das Bieler Modell, Selbstverlag, Biel 1998

Minkwitz, Kirsten: Info-Mappe Neurologie, Neue Reihe Ergotherapie, Reihe 10, Band 2; Schulz-Kirchner-Verlag, Idstein, 6. Auflage 1998

Presber/de Nève: Ergotherapie: Grundlagen und Techniken, Ullstein Mosby, Berlin, 3. überarbeitete Auflage 1997

Protz et al.: Therapieziele in der medizinischen Rehabilitation, in: Die Rehabilitation 37 (1998), S. 24 -29

Riedel, Kristine: Das Occupational Self Assessment (OSA) - ein Bindeglied zwischen Theorie und Praxis, in: Lackenbauer, Riedel, Wahl: Das MOHO in der Praxis, Praxis Ergotherapie 4 / 1999, S. 291f

Scheiber, Ingrid: Ergotherapie in der Psychiatrie, Stam Bardtenschlager Verlag, Köln, München, 2. überarbeitete Auflage 1995

Scheepers / Jehn / Steding-Albrecht (Hg): Vom Behandeln zum Handeln, Thieme Verlag, Stuttgart, New York 1998

Schmid-Carlshausen, Ute: Motivierung der Patienten zur Rehabilitation - Eine pädagogische Aufgabe für Ergotherapeuten, Schriftenreihe Ergotherapie, Verlag modernes lernen, Dortmund 1981

Steindorf, Gerhard: Grundbegriffe des Lehrens und Lernens, Klinkhardt, Bad Heilbrunn, 3. Auflage 1991

Verband der Beschäftigungs- und Arbeitstherapeuten (Ergotherapeuten) e.V.: Indikationskatalog Ergotherapie, Schulz-Kirchner-Verlag, Idstein, 4. überarbeitete Auflage 1991

Weber, Bettina / Heil, Gudrun: Ein neuer Weg in der Zielfindung, edition vita aktiva, Langenhagen 1999